Helga Vollmer
Herzinfarkt und Schlaganfall

W0072399

Helga Vollmer

Herzinfarkt und Schlaganfall

Vorbeugung, Diagnose, Therapie

Ratgeber Ehrenwirth

Die Deutsche Bibliothek – CIP-Einheitsaufnahme

Vollmer, Helga
Herzinfarkt und Schlaganfall : Vorbeugung, Diagnose, Therapie /
Helga Vollmer. – München : Ehrenwirth, 1995
(Ratgeber Ehrenwirth)
ISBN 3-431-03376-8

Bildquellennachweis
Bayer: 113, 115, 152; Boehringer Ingelheim: 75, 103; Geigy Pharma: 171;
Klinsieck & Klinsieck: 55; Cornelia Matthias: 18, 21; Minden Pharma: 23, 24,
180–188; MSD: 33, 84; Organon: 159; Porträtstudio Meinen: 173.

ISBN 3-431-03376-8
© 1995 by Ehrenwirth Verlag GmbH, Schwanthalerstr. 91, D-80336 München
Umschlag: Rainald Schwarz, München
Herstellung: Konturwerk, Helga Schörnig
Umschlagfoto: Bildagentur Mauritius, Mittenwald
Satz: ew print & medien service g.m.b.h., Würzburg
Druck: Landesverlag, Linz
Printed in Austria

Inhalt

Einleitung

Die meisten Menschen glauben, daß Krebskrankheiten die häufigste Todesursache seien. Deswegen fürchten sich so viele vor dem »Krebs«. Dabei ist die Wahrscheinlichkeit, an den Folgen einer Erkrankung des Herz-Kreislauf-Systems zu sterben, weit mehr als doppelt so hoch. Jeder zweite Einwohner in den großen westlichen Industrienationen muß damit rechnen, Opfer einer solchen Erkrankung zu werden. Dagegen sind zahlreiche Krebsarten inzwischen heilbar. Wer jedoch einen Herzinfarkt oder Schlaganfall überlebt, hat sehr deutlich erfahren, daß er dem Tod nochmal »von der Schippe gesprungen ist« und sein restliches Leben nun völlig anders verlaufen muß.

Allein in Deutschland sterben derzeit jährlich mehr als 460.000 Menschen, weil ihr Herz versagt, ihr Kreislauf zusammenbricht oder sie sich nicht mehr von einem Schlaganfall erholen. Statistisch betrachtet, wird damit jedes Jahr eine Stadt von der Größe Nürnbergs nahezu ganz entvölkert. Dagegen sterben »nur« 205.000 Menschen, das sind knapp 23 Prozent der Todesfälle, an Krebs.

In Deutschland erleiden pro Jahr etwa 260.000 Menschen einen Herzinfarkt, rund 170.000 von ihnen überleben ihn nicht. Außerdem haben bei uns jedes Jahr über 350.000 Menschen einen Schlaganfall. Für jeden fünften endet er tödlich, etwa die Hälfte der Betroffenen übersteht das erste Jahr danach nicht. Das trifft auf jährlich etwa 85.000 Menschen zu. Der Schlaganfall, auch Hirninfarkt (oder medizinisch: Apoplex) genannt, steht damit nach Herz-Kreislauf-Erkrankungen und Krebs an dritter Stelle der Todesursachen in den westlichen Industriestaaten. Etwa zwei Drittel der Schlaganfall-Patienten bleiben am Leben. Nur – was bedeutet das? Im Unterschied zu einer Krebserkrankung zwingt der Schlaganfall diese Patienten zum Weiterleben und oft zu einem Dasein, das sie wie auch ihre Angehörigen sich nie hätten vorstellen können. Denn ein Drittel der Schlaganfall-Patienten bleibt zeitlebens pflegebedürftig. Der Schlaganfall ist eine der häufigsten Ursachen chronisch neurologischer Behinderungen, also einer ständigen Beeinträchtigung, sei es beim Gehen, Sprechen und Lesen oder durch die Lähmung einer Körperhälfte. 800 Menschen pro 100.000 Einwohner westlicher Industriestaaten leiden an solchen Schlaganfallfolgen.

Man könnte nun die Meinung vertreten – und das tun sicherlich viele –, es handle sich dabei um vorwiegend ältere Menschen. Zwar steigt das Schlaganfall-Risiko mit zunehmendem Alter, aber haben ältere Menschen nicht auch ein Recht auf ein gesundes und lebenswertes Dasein? Zudem stimmt dieses Argument längst nicht mehr: Über die Hälfte der Patienten, die einen Schlaganfall erleiden, sind im erwerbsfähigen Alter, und über die Hälfte von ihnen erleben das erste Jahr nach diesem Ereignis nicht. Ähnliches gilt für den Herzinfarkt. Er ist bei Männern im »besten Lebensalter« sogar die häufigste Todesursache.

Ist das nötig? Läßt sich denn dagegen nichts tun? Gibt es keine Vorsorge? Beides, Herzinfarkt wie Schlaganfall, wird oft als ein Schicksalsschlag empfunden, der den Menschen plötzlich und unerwartet trifft.

Doch keiner der beiden Infarkte kommt aus heiterem Himmel. Sie sind das Ergebnis einer jahrzehntelangen Anhäufung von sogenannten Risikofaktoren, die jahrelang keinerlei Beschwerden verursachen, die bewußt oder unbewußt in Kauf genommen werden – und die man abstellen könnte!

Ein Beispiel: Hochrechnungen zufolge leiden rund sechs bis sieben Millionen Bundesbürger an zu hohem Blutdruck. Nach Ansicht von Experten ahnen rund vier Millionen überhaupt nicht, daß ihr wertvoller Lebenssaft mit erhöhtem Druck durch die Adern pulsiert und als unentdeckte Zeitbombe Herz und Hirn, Nieren und Gefäße bedroht.

Das war nicht immer so. In den zwanziger Jahren starb in Deutschland nur jeder sechste an Herzinfarkt oder kardiovaskulären Erkrankungen. Selbst in Kriegszeiten, wo ja die Menschen unter einem ungeheuren Druck stehen, gab es nur relativ wenig Herzinfarkte oder Schlaganfälle. Erst nach dem Zweiten Weltkrieg setzte mit der Entwicklung des Wirtschaftswunders ein explosionsartiger Aufschwung von Herz-Kreislauf-Erkrankungen mit den Folgen Herzinfarkt und Schlaganfall ein. Warum? Nun, die Ärzte sprechen hier von einer rapiden Zunahme der Risikofaktoren. Dabei könnten die meisten Risiken durch eine veränderte Lebensführung vermieden, andere zumindest positiv beeinflußt werden. Einige wenige Risiken nur sind vorgegeben: Alter, Geschlecht und Vererbung. Doch dank der Entwicklung moderner Untersuchungsmethoden und zahlreicher Medikamente kann in diesem Fall bei den meisten Menschen Vorsorge getroffen werden. Vorausgesetzt, die Risikofaktoren sind bekannt, ärztliche Untersuchungen finden statt und es erfolgt – wo notwendig – eine Umstellung des Lebensstils.

Selten tritt ein Herz- oder Hirninfarkt ohne Vorankündigung auf, vielmehr senden beide fast immer »Warnsignale«, die aber oft nicht erkannt oder falsch verstanden werden. So kennt nur jeder zehnte die Vorboten eines Schlaganfalles, und manchmal erkennen nicht einmal die herbeigerufenen Ärzte die Zeichen eindeutig. Ähnliches gilt für den Herzinfarkt. In beiden Fällen geht es um Minuten. Warum?

Beim Herz- wie Hirninfarkt sind schnelle Erkennung und ärztliche Behandlung notwendig, um das Ausmaß des Infarktes so klein wie möglich zu halten. Die Voraussetzung dafür ist, eine Behandlung so rasch wie möglich einzuleiten, bevor zu viele Zellen und Gewebe im Herzen oder Gehirn absterben.

Lassen Sie es erst gar nicht soweit kommen! Sowohl ein Herzinfarkt als auch ein Infarkt des Gehirns lassen sich vermeiden. Hier setzt dieses Buch an, darin liegt sein Schwerpunkt. Wie eine Behandlung für denjenigen aussieht, der einen Infarkt überlebt hat, muß letztendlich der Arzt individuell nach Zustand und Schweregrad der Erkrankung seines Patienten entscheiden. Vorher jedoch hat jeder einzelne die Chance, seine Gesundheit zu erhalten.

Wissenswertes über den Infarkt

In diesem Buch soll beschrieben werden, was ein Infarkt überhaupt ist und wie es dazu kommt. Vor allem aber, ob und wie er sowohl am Herzen als auch am Gehirn verhindert werden kann, welche Risikofaktoren – vermeidbare und unvermeidliche – es dafür gibt, wie man Alarmsignale erkennen kann, und ob jemand oder man selbst möglicherweise auf einen Infarkt zusteuert. Was ist im Falle eines Infarktes zu tun? Wie gestalten sich das Leben nach dem Infarkt und die Vorsorgemaßnahmen vor einem zweiten, einem »Re-Infarkt«?

Ein Infarkt kann, muß aber nicht tödlich sein. Ein unabwendbares Schicksal ist er auf alle Fälle nicht. Einerseits ist es möglich, die meisten Risiken, die zum Infarkt führen, durch eine gesunde Lebensweise zu vermindern oder nahezu auszuschalten. Andererseits sollte man gerade bei vorhandenen Risikofaktoren wie Rauchen, Bluthochdruck, erhöhter Cholesterinspiegel und/oder Übergewicht wissen, daß und wie sich ein Infarkt ankündigt. Denn jeder Infarkt hat eine Vorgeschichte.

Wichtig ist aber auch, im Moment des Geschehens das Richtige zu tun, und noch viel wichtiger – so rasch wie möglich für ärztliche Hilfe zu sorgen.

Einen Infarkt zu überleben, heißt nämlich nicht, daß man danach genauso »unbekümmert« weiterleben kann wie bisher, weil man nach der Behandlung wieder geheilt ist und keine Schmerzen mehr hat. Jeder Infarkt hinterläßt »Spuren« oder »Narben«, und zwar nicht nur körperliche, sondern auch seelische. Schließlich ist der Betroffene vermutlich zum erstenmal mit einer lebensbedrohlichen Situation und einer Intensivstation konfrontiert worden. Und zur Bewältigung dieses Zustandes zwischen Leben und Tod hat er die Hilfe anderer nötig gehabt. Vor allem sehr selbständige Menschen werden dadurch ungeheuer verunsichert.

Das wissen all jene Betroffenen am besten, die einen Infarkt zwar überlebt haben, aber für lange Zeit oder sogar für den Rest ihres Lebens behindert und nun auf fremde Hilfe angewiesen sind.

Dazu kommt – ein Infarkt kann sich wiederholen. Geradezu prädestiniert für einen Re-Infarkt sind natürlich die Menschen, die bereits einen oder mehrere Infarkte erlitten haben. Aber auch hier gibt es Möglichkeiten, die Risikofaktoren für ein erneutes Ereignis zu vermindern und medikamentös vorzubeugen. Man spricht in diesem Fall von einer Sekundärprophylaxe.

Was ist ein Infarkt?

Eine bestimmte Vorstellung davon haben die meisten, schließlich hört man oft genug, daß jemand einen Herzinfarkt erlitten hat. Weniger oft dagegen spricht jemand über einen Hirninfarkt. Dafür ist uns die Bezeichnung »Schlaganfall« viel geläufiger.

Prinzipiell kann man sagen, daß man unter einem Infarkt, egal, wo er stattfindet, das plötzliche Absterben eines Gewebebezirkes in einem bestimmten Organbereich versteht, und zwar aufgrund einer unzureichenden Blutversorgung. Letztere wiederum ist Folge einer Verengung oder eines Verschlusses einer Arterie durch Thrombose oder Embolie. Wegen des Durchblutungsmangels oder der Unterbrechung des Blutflusses wird der betroffene Abschnitt nicht nur von der Versorgung mit Energieträgern, sondern besonders auch von der lebensnotwendigen Sauerstoffzufuhr abgeschnitten (Ischämie). Die Zellen des nicht versorgten Abschnittes stellen zunächst ihre Tätigkeit ein und sterben schließlich ab. Denn weder die Nervenzellen des Gehirns noch die Muskelzellen des Herzens können längere Zeit ohne Sauerstoff überleben. Infarkte kommen auch in anderen Organen vor, so in der Niere, der Milz oder der Lunge.

Herzinfarkt und Hirninfarkt beziehungsweise Schlaganfall zeigen viele Ähnlichkeiten. Beispielsweise haben sie viele gemeinsame Risikofaktoren, die jedoch in ihrer Wertigkeit und Reihenfolge unterschiedlich sind.

Ein Herzinfarkt, medizinisch Myokardinfarkt genannt, entsteht durch den Verschluß eines die Herzmuskulatur versorgenden Herzkranzgefäßes. Der Abschnitt des Herzens, der durch dieses Gefäß mit Blut versorgt wird, stirbt ab und wird durch Narbengewebe ersetzt. Durchblutungsstörungen am Herzen spürt der Betroffene häufig als Schmerzen, die auch als Angina-pectoris-(Brustenge-)Anfälle bezeichnet werden.

Ein Schlaganfall oder Hirninfarkt *(Apoplex, Insult)* ist nach der Definition der Weltgesundheitsbehörde (WHO) eine sich rasch entwickelnde Krankheit mit Beschwerden und Befunden, die auf eine umschriebene Störung des Gehirns zu beziehen sind und entweder länger als 24 Stunden anhalten oder zum Tod führen, ohne daß eine andere Ursache als Durchblutungsstörungen ersichtlich ist. Einfach ausgedrückt bedeutet dies, daß – ähnlich wie beim Myokardinfarkt Teile des Herzens – ein bestimmter Abschnitt des Gehirns plötzlich nicht mehr (richtig) durchblutet wird, weil die Blut zuführende Ader infolge einer Thrombose oder Embolie verstopft ist. Durchblutungsstörungen des Gehirns äußern sich in Abhängigkeit von ihrer Art sowie dem Ort und dem Ausmaß sehr unterschiedlich, beispielsweise in Taubheit, Seh- oder Sprechstörungen, Kopfschmerzen – oder in für den Betroffenen schmerzlosen Beschwerden.

Erzählt man von jemandem, den »der Schlag getroffen« habe, so kann damit sowohl ein »Herzschlag« wie auch ein »Hirnschlag« gemeint sein. Auf jeden Fall handelt es sich um ein Ereignis, das einen (angeblich) völlig unvorbereitet überfällt. Ein »Schlag«, sei es ein Blitzschlag, ein Hitzschlag, ein Stromschlag oder auch ein Schicksalsschlag, trifft uns überraschend von außen, mehr oder weniger zufällig, und wir selbst sind schuldlos daran. Deshalb paßt dieser Ausdruck in vielen Punkten weder für den Herz- noch für den Hirnschlag. Beide sind nämlich in weiten Bereichen die Folge derselben Herz-Kreislauf-Erkrankung, wobei sich jedoch das Ereignis dann entweder am Herzen oder am Gehirn abspielt.
Gerade vom Schlaganfall haben viele Menschen die Vorstellung, daß er die Folge eines geplatzten Blutgefäßes im Gehirn sei. Das passiert nur äußerst selten. Die Ursache für die meisten Schlaganfälle liegt in einer Störung der Arterien (Schlagadern) am Hals und im Kopf oder am Herzen. Sehr seltene Gründe sind beispielsweise Entzündungen von Gefäßen, Blutkrankheiten, bestimmte ärztliche Eingriffe oder Thrombosen in den Venen des Kopfes. Mit anderen Worten, »der« Schlaganfall existiert nicht.
Dazu Dr. med. Günter Krämer: »Es gibt eine Vielzahl unterschiedlicher Schlaganfälle, die sich sowohl in den Ursachen als auch Mechanismen und Ausdehnungen unterscheiden. Bei dem einen Menschen ist die Ursache zum Beispiel eine Einengung einer Halsschlagader mit Minderdurchblutung großer Hirnabschnitte, bei einem anderen Betroffenen liegt ein vom Herz in eine Arterie des Gehirns verschlepptes Blutgerinnsel zugrunde, und bei einem Dritten kommt es schließlich zu einer Blutung in das Gehirn.« Und weiter: »Der Begriff Schlaganfall stammt aus einer Zeit, als es noch nicht möglich war, diese Unterformen zuverlässig zu erkennen. Dies ist erst seit Mitte der siebziger Jahre durch die Einführung der Computertomographie der Fall, also seit weniger als zwanzig Jahren.«

16

So funktionieren Blutkreislauf und Herz

Der Schlaganfall, ein Infarkt im Gehirn also, hat ebenso mit unserem Kreislauf zu tun wie ein Infarkt des Herzens. Um zu verstehen, was da im Körper passiert, sollten Sie sich nicht nur über die Bedeutung des Kreislaufes klarwerden, sondern auch über die Funktionen des Herzens und die Zusammensetzung des Blutes. Welche Aufgaben hat unser Blut? Wie funktioniert es im Kreislauf?

Das Kreislaufsystem mit arteriellem und venösem Blut

Blut ist das Transportmittel für unseren gesamten Körper. Die Transportwege des Blutes sind die Adern – Rohre, durch die das Blut fließt. Diese Adern verzweigen sich wie die Äste eines Baumes in immer kleinere »Zweige« und durchziehen den gesamten Körper. Die feinsten Adern sind dünner als ein Haar, weshalb man sie Haargefäße oder medizinisch Kapillaren nennt. Sie enden beispielsweise in den Finger- und Zehenspitzen und haben einem Durchmesser von etwa einem hundertstel Millimeter und eine Länge von etwa einem Millimeter. Aus diesen Haargefäßen werden der Sauerstoff und die Nährstoffe an die Zellen abgegeben. Gleichzeitig nehmen die Kapillaren aus den Zellen das Kohlendioxid und andere Stoffwechselabfälle auf. Das bedeutet: In den Kapillaren wechselt das Blut den Farbton. Das durch den Sauerstoff hellrote Blut wird nach der Sauerstoffabgabe und der Kohlendioxidaufnahme dunkelrot.

Was passiert beim Stoffwechsel?

Wohin geht nun der Sauerstoff, und woher kommt das Kohlendioxid? Das steht mit den Zellen in Zusammenhang. Die Zellen sind sozusagen die Bausteine des Körpers. Alles, was lebt, Pflanzen, Tiere und Menschen, ist aus diesen kleinsten selbständig lebensfähigen Einheiten, den Zellen, zusammengesetzt. Wir haben beispielsweise Gehirnzellen, Leberzellen, Muskelzellen oder Darmzellen. Art und Anordnung der Zellen ergeben unseren Körper. Die Zellen sehen zwar verschieden aus, sind ab er in

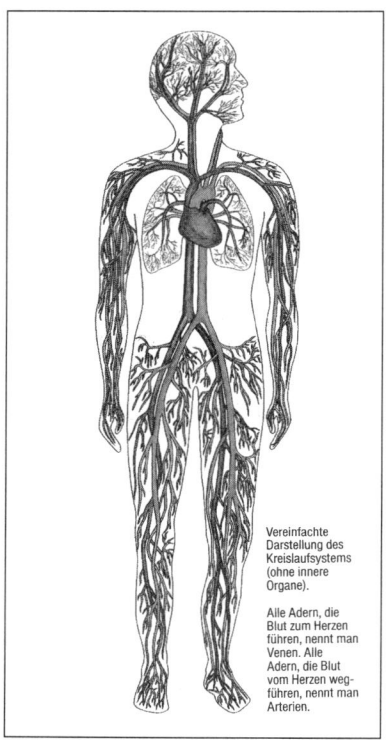

Vereinfachte Darstellung des Kreislaufsystems (ohne innere Organe).

Alle Adern, die Blut zum Herzen führen, nennt man Venen. Alle Adern, die Blut vom Herzen wegführen, nennt man Arterien.

Das Kreislaufsystem

ihrem Grundaufbau identisch. Sie bestehen aus dem Zellkern, der in einer Zellflüssigkeit liegt, und der beides umhüllenden Zellmembran. Die Zellmembran hat außer einer Schutzfunktion noch die Aufgabe eines »Pförtners«: sie läßt Stoffe in die Zelle ein oder gibt Stoffe aus der Zelle frei. Woher kommen diese Stoffe? Beispielsweise werden die verwertbaren Bestandteile der Nahrung über das Blut den Zellen zugeführt. Ein Teil dieser Nahrung wird in den Zellen verbrannt. Eine besonders langsame Art der Verbrennung ist zum Beispiel das Rosten von Eisen oder das Braunwerden eines angebissenen Apfels. Man nennt diesen Vorgang Oxydation. Nun brennt ein Feuer nur, wenn es Sauerstoff bekommt. Man kann das selbst gut nachvollziehen, wenn man ein Glas über eine brennende Kerze stülpt. Ist der Sauerstoffgehalt der verbliebenen Luft in dem Glas verbraucht, erlischt die Flamme. Bei der Verbrennung in der Zelle entsteht

Energie, beispielsweise in Form von Wärme. So werden also in den Zellen Sauerstoff und Nahrung zusammengeführt, und ein Teil der Nährstoffe verbrennt mit Hilfe des Sauerstoffs. Dadurch entsteht die Energie, die man zum Leben benötigt. Diese Energie speist alle Lebensvorgänge in den Zellen. Dies ist, vereinfacht dargestellt, was wir unter Stoffwechsel verstehen. Wie bei jeder Verbrennung entsteht aber auch Abfall, unter anderem Kohlendioxid (CO_2). Das Kohlendioxid sowie die anderen Abfallprodukte sind für den Körper giftig und müssen aus ihm entfernt werden. Dies geschieht teilweise durch das Ausatmen von Kohlendioxid. Andere Stoffwechselabfälle werden über die Niere mit dem Urin ausgeschieden. Wie gelangen sie dorthin? Dabei, und das ist sehr wichtig, kommen wieder das Blut und der Blutkreislauf ins Spiel. Das Blut, und zwar das hellrote Arterienblut, bringt mit Hilfe des Kreislaufs Sauerstoff und Nährstoffe an jede Stelle des Körpers. Durch die Kapillaren gibt es Sauerstoff und Nährstoffe an die Zellen ab, nimmt, wiederum über die Kapillaren, Kohlendioxid und andere Stoffwechselabfälle aus den Zellen auf und fließt über die Venen zum Herzen zurück. Doch woher kommt frischer Sauerstoff, und wohin führt das Blut das aufgenommene Kohlendioxid?

Was leisten Herz und Blutgefäße?

Damit die Versorgung des Körpers mit Sauerstoff und Nährstoffen sowie der Abtransport des Kohlendioxids und der Stoffwechselabfälle reibungslos erfolgen können, muß das Blut in den Adern dauernd in Bewegung sein. Im Körper des Erwachsenen fließen ständig etwa fünf Liter Blut, die in der Aorta, der Hauptschlagader mit einem Durchmesser von etwa zwei bis drei Zentimetern, eine Geschwindigkeit von 20 Zentimetern bis einem Meter pro Sekunde haben. Das entspricht etwa ein bis vier Kilometern pro Stunde, hängt aber von der jeweiligen körperlichen Belastung ab. Diese fünf Liter Blut kreisen ununterbrochen durch den Körper – etwa 2000mal am Tag. Das heißt, durch die dickste Stelle der Aorta, der größten Ader unseres Körpers, fließen täglich etwa 10.000 Liter Blut, und dieser Blutstrom verteilt sich schließlich auf etwa zehn Milliarden parallel geschalteter Kapillaren. Die Gesamtlänge aller Adern beträgt etwa 100.000 (!) Kilometer, was dem zweieinhalbfachen Erdumfang entspricht. Ein vollständiger Umlauf des Blutes durch den Körper dauert von etwa einer Minute bei körperlicher Ruhe bis etwa 20 Sekunden bei körperlicher Belastung.

Und noch ein anderes anschauliches Beispiel: Die Arbeit, die aufgewendet wird, um das Blut ständig fließen zu lassen, entspricht pro Tag der Arbeit eines Mannes, der mit einem Gewicht von 35 Kilogramm auf den 300 Meter hohen Eiffelturm steigt. Wer steckt hinter dieser Arbeit? Irgendwo muß ja ein Motor vorhanden sein, der diesen Blutkreislauf in Gang setzt und ihn antreibt: Es ist unser Herz. Es hat die Aufgabe, ähnlich wie eine Pumpe, den Blutkreislauf des Körpers ständig in Bewegung zu halten.

Das Herz

Beim gesunden Menschen funktioniert es besser und effizienter, als eine Präzisionsmaschine dies je fertigbringen würde. Und zwar über Jahrzehnte. Man muß sich das nur einmal vorstellen: Jede Minute treibt es etwa fünf Liter Blut durch den ganzen Blutkreislauf, indem es etwa 100.000mal pro Tag schlägt. Mit dieser Leistung, die unser Herz vollbringt, könnte ein LKW in vier Jahren einmal rund um die ganze Erde fahren. Wie und wodurch funktioniert diese Meisterleistung der Natur, vor allem, wie sieht das Herz aus, wie ist es konstruiert?

Aufbau und Funktionsweise des Herzens

Unser Herz ist ein Hohlmuskel mit vier Innenräumen, der zwischen den beiden Lungenhälften liegt und beim erwachsenen Menschen etwa die Größe seiner Faust hat. Am oberen Rand des Herzens befinden sich dicke Adern, die das Blut zum und vom Herzen weg führen. Auf der Oberfläche des Herzens verlaufen ebenfalls Adern, die der Blutversorgung des Muskels selbst dienen.

Durch eine längsgestellte Scheidewand wird das Herz in zwei Hälften geteilt: Die linke Hälfte enthält das sauerstoffreiche, das sogenannte arterielle (hellrote) Blut, das vom Herzen in die entlegensten Körperteile gepumpt wird. Auf dem Weg dorthin werden über die Kapillaren Kohlendioxid und Schlacken aufgenommen. Sauerstoffarmes Blut fließt über die Venen zur rechten Herzhälfte zurück. Das Herz ist also das Zentrum unseres Kreislaufs, der mit dem Zurückströmen des Blutes noch nicht zu Ende ist. Schließlich muß das kohlendioxid- und schlackenreiche Blut wieder »erneuert« und mit Sauerstoff versorgt werden. Das passiert durch

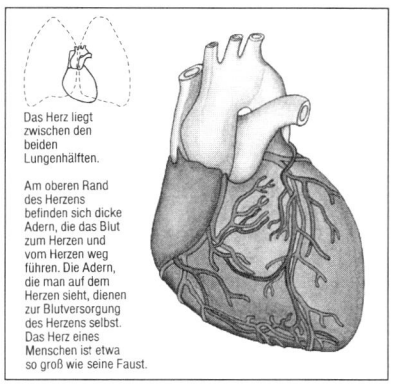

Das Herz liegt zwischen den beiden Lungenhälften.

Am oberen Rand des Herzens befinden sich dicke Adern, die das Blut zum Herzen und vom Herzen weg führen. Die Adern, die man auf dem Herzen sieht, dienen zur Blutversorgung des Herzens selbst. Das Herz eines Menschen ist etwa so groß wie seine Faust.

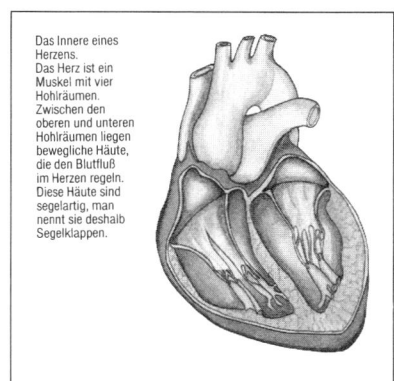

Das Innere eines Herzens. Das Herz ist ein Muskel mit vier Hohlräumen. Zwischen den oberen und unteren Hohlräumen liegen bewegliche Häute, die den Blutfluß im Herzen regeln. Diese Häute sind segelartig, man nennt sie deshalb Segelklappen.

Das Herz, das Zentrum unseres Kreislaufs

die Lungen. Von der rechten Herzhälfte wird das mit Kohlendioxid beladene Blut in die Lunge gepumpt, um dort mit neuem Sauerstoff angereichert zu werden. Diesen Sauerstoff haben wir zuvor als Luft durch Nase, Mund und Luftröhre in die Lunge geatmet. Gleichzeitig wird in der Lunge das Kohlendioxid vom Blut an die Luft, die wir ausatmen, abgegeben. Dieser Austausch von Kohlendioxid gegen Sauerstoff findet in den Alveolen, den Lungenbläschen, statt. Unsere Lunge besteht aus traubenartigen Gebilden, den Bronchiolen, deren einzelne »Beeren« man als Alveolen bezeichnet. Ist das Blut mit Sauerstoff angereichert, strömt es zurück in die linke Herzhälfte und wird von dort weiter in die Hauptschlagader, die Aorta, gepumpt. Danach verteilt es sich in alle Blutgefäße. Die Blutwege, die vom Herzen zur Lunge und zurück zum Herzen führen, bezeichnet man als Lungenkreislauf. Die Blutwege, die vom Herzen in den gesamten Körper und zurück zum Herzen führen, nennt man Körperkreislauf.

Eine Trennwand zwischen rechter und linker Herzhälfte sorgt also dafür, daß sich sauerstoffarmes und sauerstoffreiches Blut nicht vermischen. Eine zweite, quer verlaufende Herzscheidewand trennt jede dieser Herzhälften in einen Vorhof und eine Herzkammer. Rechter wie linker Vorhof sind jeweils durch ventilartige Öffnungen – die sogenannten Herzklappen – mit der entsprechenden Herzkammer verbunden.

Systolischer und diastolischer Druck

Halten Sie sich das Bild der Pumpe vor Augen. Beim Zusammenziehen des Herzens, der sogenannten Systole, verkleinert sich der Innenraum der Herzkammern, erzeugt Druck und preßt dadurch das im Inneren befindliche Blut heraus. Dieser Druck wird, da er während der Aktionsphase des Herzmuskels, der sogenannten Systole, entsteht, als systolischer Druck bezeichnet.

Beim Erschlaffen des Herzens (Diastole), einer Erholungsphase, fließt neues Blut in das vorher entleerte Herz nach, dessen Druck in den Kammern bis auf Null absinkt. Deshalb spricht man beim Blutdruckmessen auch von einem systolischen und diastolischen Wert (siehe Seite 49).

Bei dem Pumpvorgang zieht sich nie das ganze Herz zusammen, denn sonst wäre es bei der Systole ja blutleer, sondern immer nur Teile davon. Das Herz arbeitet gewissermaßen in einem versetzten Rhythmus von Füllung und Entleerung. Der Pumpvorgang erfolgt in zwei Phasen: Zuerst ziehen sich die beiden Vorhöfe zusammen. Dabei öffnen sich die Herzklappen zwischen den Vorhöfen und den Kammern, und das Blut fließt aus den Vorhöfen in die Herzkammern weiter (Diastole). Danach schließen die Klappen, damit ein Zurückfließen verhindert wird, und die Hauptkammern entleeren sich in die vom Herzen wegführenden Gefäße (Systole) – zunächst in die große Körperschlagader, die Aorta, wobei sich durch den Druck die Herzklappe zu diesem Gefäß, die Aortenklappe, öffnet. Während dieses Druckanstiegs schließt sich die Herzklappe zum linken Vorhof ähnlich wie bei einem Ventil, um einen Rückfluß des Blutes zu verhindern. Von der Aorta strömt es weiter in die Arterien und Kapillaren.

Nach jedem Zusammenziehen der einzelnen Herzabschnitte erfolgt ein Erschlaffen, damit über die Vorkammern wieder neues Blut in die Hauptkammern gelangen kann – ein Kreislauf ohne Ende. Man nennt diesen Vorgang Herzzyklus. Er findet im Normalfall zwischen 60- und 80mal pro Minute statt und ist als Puls zu fühlen.

Der körpereigene Herzschrittmacher

Wie Sie bereits wissen, nennt man die vom Herzen wegführenden Adern Arterien. Diese Blutgefäße sind kreisrunde, elastische Schläuche. Sie besitzen eine verhältnismäßig starke, muskulöse Wand, da sie dem hohen

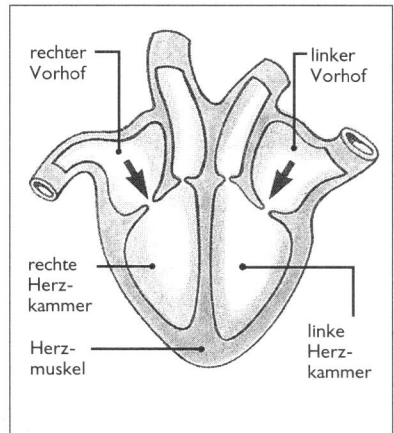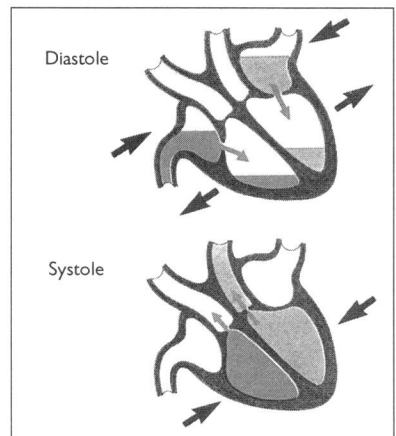

rechter Vorhof		linker Vorhof	Diastole
rechte Herz-kammer			Systole
Herz-muskel		linke Herz-kammer	

Das Herz mit Vorhöfen und Kammern

Druck widerstehen müssen, der entsteht, wenn das frisch angereicherte Blut vom Herzen durch sie hindurchgepumpt wird. Die zum Herzen zurückführenden Blutadern, die Venen, haben dünnere Wände, weil das zurückströmende Blut nicht mehr unter so hohem Druck steht.

Der Druck in den einzelnen Gefäßabschnitten wird abhängig vom Bedarf, beispielsweise bei körperlicher Belastung, zudem durch das Nervensystem und bestimmte Hormone wie beispielsweise Adrenalin geregelt. Er ist also von mehreren Faktoren abhängig, schwankt aber normalerweise in einem begrenzten Bereich.

Wer oder was treibt aber nun das Herz selbst zu dieser regelmäßigen Druck- und Saugarbeit an? Schließlich, und das weiß jeder, kann man die Pumpfunktion des Herzens nicht willentlich beeinflussen, sie geschieht automatisch und ohne unser Zutun. So wie das (alters-)schwache Herz durch einen künstlichen Herzschrittmacher in »Trab« gehalten wird, hat der gesunde Mensch einen körpereigenen Herzschrittmacher. Er sorgt dafür, daß Vorhöfe und Herzkammern regelmäßig nacheinander schlagen, wodurch auch der regelmäßige Herzschlag zustande kommt. Dieser körpereigene »Herzschrittmacher« sitzt im rechten Herzvorhof, heißt Sinusknoten und arbeitet ähnlich wie ein Sender. Von ihm gehen elektrische Impulse aus, die über ein besonderes Leitungssystem zu den Vor- und Hauptkammern gelangen. Sie lösen das rhythmische Zusammenziehen

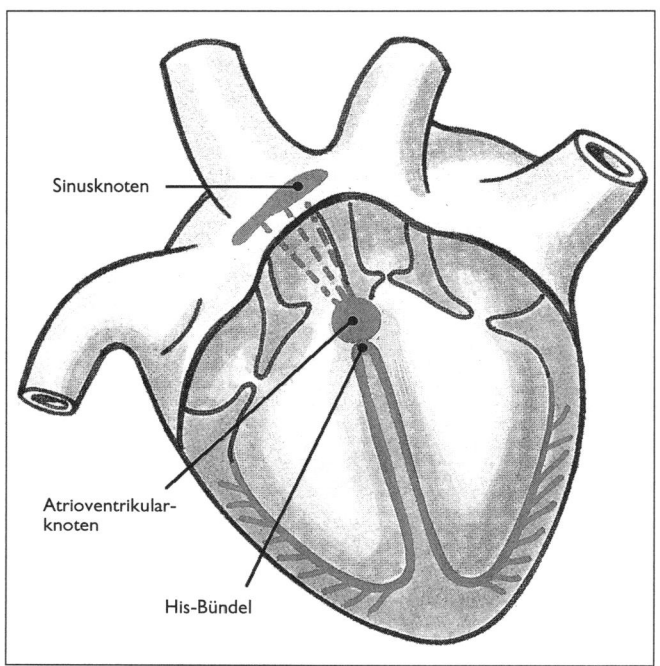

Der körpereigene »Herzschrittmacher«

und Erschlaffen des Herzmuskels beziehungsweise der Vor- und Hauptkammern aus und bestimmen, in Zusammenarbeit mit Nerven und Hormonen, beispielsweise das Tempo des Herzschlages. Diese Ströme, die
dabei vom Sinusknoten zum Atrioventrikularknoten, der am Übergang
von Vorhof und Herzkammer sitzt, und dann über das sogenannte His-
Bündel entlang der Kammerscheidewand bis in die äußersten »Ecken« des
Herzmuskels weitergeleitet werden, kann man im Elektrokardiogramm
(EKG) aufzeichnen.

Der Sinusknoten, dieser winzige Generator, agiert vor jedem Herzschlag.
Er »sendet« über 60mal in der Minute, also über 2.400mal in der Stunde
und 60.000- bis 100.000mal täglich. Diese Schlagfolge wird als Puls gemessen. Unser Puls unterliegt jedoch gleichzeitig vielerlei Einflüssen, körperlichen wie seelischen. Wenn wir uns anstrengen, geht er schneller, wenn
wir aufgeregt sind, können wir »Herzklopfen« bekommen. Erschrecken

wir, haben wir das Gefühl, uns bliebe das Herz stehen, als würde der Herzschlag gestoppt. Gibt unser Sinusknoten unregelmäßige Impulse ab oder ist die Weiterleitung der vom Sinusknoten ausgesandten Impulse verlangsamt oder unterbrochen, treten Herzrhythmusstörungen auf.

Für diese immense Leistung des Herzens – es pumpt immerhin 300 Liter pro Stunde durch den Körper – ist natürlich eine entsprechende Energieversorgung notwendig. Die Blutgefäße, die dem Herzen die erforderliche Menge an Sauerstoff und »Brennstoff« in Form von Energiebausteinen zuführen, legen sich kranzförmig um das Herz. Daher stammt ihre Bezeichnung »Herzkranzgefäße« beziehungsweise – in medizinischer Fachsprache – Koronararterien (lat. *cor* = Herz, *koronar* = das Herz betreffend). Diese Herzkranzgefäße müssen den Herzmuskel ernähren und ihn mit Sauerstoff versorgen. Und obwohl das Herz nur etwa fünf Prozent des Körpergewichtes ausmacht, nimmt es einen sehr viel größeren Anteil des Blutkreislaufes für sich in Anspruch, nämlich 20 Prozent. Was man im Grunde genommen gut begreifen kann, wenn man bedenkt, welch ungeheure Leistung unser Herzmuskel erbringt. Noch weitaus mehr Energie benötigt das Herz natürlich bei starker Anstrengung: Sein Energieverbrauch und infolgedessen seine Durchblutung können bis auf das Fünffache ansteigen. Damit stehen auch für eine hohe Leistung genügend Sauerstoff und Energiebausteine zur Verfügung.

Die Zusammensetzung unseres Blutes

Unser Organismus, Herz und Kreislauf und damit auch die Durchblutung des Gehirns können nur funktionieren und Leistungen vollbringen, wenn sie ständig von ausreichend viel und normal zusammengesetztem Blut durchströmt werden. Dieses »flüssige Organ« verbindet gemeinsam mit dem Nervensystem alle Organe des Körpers zur Ganzheit des Organismus.

Im einzelnen hat das Blut folgende Aufgaben:

- Transport von Stoffen wie Sauerstoff, Kohlendioxid, Kohlensäure, Nährstoffe, Schlacken, Hormone,
- Abwehrfunktion gegen Infektionen und Fremdkörper sowie
- Regulierung des Wasser- und Wärmehaushaltes.

Betrachtet man das Blut durch ein Mikroskop, so entdeckt man vier Hauptbestandteile:

- die *roten Blutkörperchen* oder *Erythrozyten,*
- die *weißen Blutkörperchen* oder *Leukozyten,*
- außerdem die *Blutplättchen* oder *Thrombozyten.*
- Sie alle schwimmen in einer gelben Flüssigkeit, dem *Blutplasma.* Ein Liter Blut enthält gut einen halben Liter – 55 Prozent genau – Blutplasma. Dieses wiederum besteht zu 90 Prozent aus Wasser, die restlichen zehn Prozent setzen sich aus lebenswichtigen Stoffen der Ernährung zusammen: Eiweißkörper (zum Beispiel Albumine, Globuline, Fibrinogen), Zucker, Fette, Salze (zum Beispiel Natrium, Kalium, Kalzium), Vitamine, Hormone und so weiter.

Die verschiedenen Eiweißkörper des Blutes müssen Eiweiß (Proteine) transportieren, aber auch Fettsäuren, Cholesterin und Hormone. Sie spielen eine wichtige Rolle im Fettstoffwechsel.

Die roten Blutkörperchen

Die Erythrozyten lassen das Blut dank ihrem roten Blutfarbstoff, dem Hämoglobin, rot aussehen. Sie werden ständig im Knochenmark hergestellt, und ihre Lebensdauer beträgt rund 120 Tage. Die alten Erythrozyten werden in der Milz ausgesondert und dann in Milz, Leber und Knochenmark abgebaut. Das dabei anfallende Eisen wird gespeichert und zum Aufbau neuer Erythrozyten verwendet. Sie sind verformbare, beiderseitig eingedellte Scheibchen und knapp ein hundertstel Millimeter groß. Im Gegensatz zu allen anderen Zellen des menschlichen Körpers besitzen sie keinen Zellkern. Sie benötigen ihn auch nicht, um ihre Aufgaben zu erfüllen. Ihre Hauptaufgabe besteht darin, den Sauerstoff von der Lunge zu den Zellen und das Kohlendioxid von den Zellen zur Lunge zu führen. Dabei spielt das Hämoglobin, der Blutfarbstoff, eine wichtige Rolle. Es transportiert Sauerstoff und Kohlendioxid, weil es die Fähigkeit besitzt, beide vorübergehend an sich zu binden und auch wieder freizusetzen. Mit Sauerstoff angefüllt, verfärbt sich das Blut hellrot, führt es Kohlendioxid zur Lunge, ist es dunkelrot.

Die weißen Blutkörperchen

Die Leukozyten, auch »Polizisten des Körpers« genannt, kommen außer im Blut noch im Knochenmark, in der Lymphe, in den lymphatischen

Organen wie Lymphknoten, Milz, Thymusdrüse, Mandeln, Appendix, in den Lymphfollikeln in Darm und Atemwegen sowie in der Gewebeflüssigkeit, der Hirn-Rückenmarks-Flüssigkeit und in der Flüssigkeit der anderen Körperhöhlen vor. Leukozyten haben sehr wichtige Aufgaben zu erfüllen. Zunächst muß man wissen, daß es drei verschiedene Arten von Leukozyten gibt:

Etwa 70 Prozent aller weißen Blutkörperchen sind *Granulozyten*, die ebenfalls ständig im Knochenmark hergestellt werden. Ein Granulozyt ist etwa ein hundertstel Millimeter groß und seine Lebensdauer beträgt rund zehn Tage. Sie sind außerordentlich beweglich und können durch die Wände der Kapillaren durchtreten. Sie sind in der Lage, Bakterien und kleine Gewebeteile aufzunehmen, weswegen man sie auch als »kleine Freßzellen« bezeichnet. Bei akuten Infektionen werden vermehrt (neutrophile) Granulozyten gebildet, die der Infektabwehr dienen.

Fünf bis sechs Prozent der Leukozyten sind sogenannte *Monozyten*, die größten weißen Blutzellen. Sie werden ebenfalls im Knochenmark hergestellt und sind ungefähr ein sechzigstel Millimeter groß. Sie verweilen zwischen 32 Stunden und fünf Tagen im Blut und gehen dann in das Gewebe über. Sie gehören zu den »großen Freßzellen« und dienen wie die Granulozyten der Infektabwehr.

Die dritte Art von Leukozyten sind sogenannte *Lymphozyten;* ihr Anteil an der Gesamtzahl der weißen Blutkörperchen beträgt 25 bis 27 Prozent. Gebildet werden sie vor allem in den Lymphknoten. Sie vermehren sich bei chronischen Infektionen. Als B- beziehungsweise T-Lymphozyten unterstützen sie das Abwehrsystem des Körpers.

Die Blutplättchen

Die Thrombozyten sind die kleinsten festen Bestandteile des Blutes, etwa eintausendstel Millimeter groß und mit einer Lebensdauer von vier bis acht Tagen. Sie werden im roten Knochenmark gebildet und in der Milz abgebaut. Sie sind keine echten Zellen, und es fehlt ihnen ein Zellkern. Sie sind im menschlichen Organismus sehr zahlreich vertreten: Ein Milliliter Blut enthält ungefähr 150 bis 300 Millionen Blutplättchen. Davon zirkulieren zwei Drittel im Blut, etwa ein Drittel ist in der Milz gespeichert. Bei Verletzungen erfüllen die Thrombozyten zwei wichtige Aufgaben:

1. Zunächst sorgen sie dafür, daß sich die verletzte Ader verengt und

damit das Bluten aufhört. Sie lagern sich in der Wunde ab und setzen Stoffe frei, die die Adern kurzfristig verengen.

2. Gleichzeitig veranlassen sie die Bildung von *Fibrin,* einer Art Klebstoff im Blut. Dieses durchzieht die Wunde wie ein Netz. In diesem Netz bleiben Blutbestandteile hängen, und es bildet sich Schorf. Der wiederum verschließt die Wunde wie ein Pfropfen und schützt sie nach außen, so daß das verletzte Gewebe heilen kann.

Warum es zu einem Gefäßverschluß kommen kann

Die Zusammensetzung und die Gerinnungsfähigkeit des Blutes spielen beim Herz- und Hirninfarkt eine sehr wichtige Rolle (siehe Risikofaktor Arteriosklerose, Seite 32). Denn die beschriebene heilende Wirkung der Thrombozyten kann auch Schaden anrichten. Normalerweise sind Gefäße, die Adern also, innen völlig glatt, so daß das Blut ungehindert fließen kann. Lagern sich jedoch Fett- oder Schadstoffsubstanzen an den Innenwänden der Gefäße in Form von »Beeten« ab, bleiben auch Blutplättchen daran hängen. Die »Beete« werden immer größer und höher, wachsen zu sogenannten Plaques aus, unter denen die Zellen in den Gefäßwänden nicht mehr versorgt werden. Entsteht auf oder an den Rändern einer Wunde ein Gerinnsel, ein sogenannter Thrombus, kann er das Gefäß komplett verschließen.

Unter krankhaften Bedingungen kann es auch zu einer Blutgerinnung innerhalb der Blutbahn kommen, zu einer Thrombose: Die Ader wird durch den Thrombus total undurchlässig gemacht, das Blut kann nicht mehr durchfließen und deswegen auch den Rest dieses Gefäßes und sämtliche daran hängenden weiteren Adern nicht mehr versorgen. Ein derartiger Gefäßverschluß im Gehirn ist eine der Ursachen für einen Schlaganfall, der Verschluß eines Koronargefäßes durch einen *Thrombus* hat möglicherweise einen Herzinfarkt zur Folge. Das Blutgerinnsel kann aber auch als *Embolus* beispielsweise aus einer der Schenkel- oder Beckenvenen weitergeschwemmt werden und ein großes Blutgefäß in der Lunge verstopfen. Die Folge kann eine tödliche Lungenembolie sein. Neben einem Herzinfarkt oder Hirninfarkt ist ein Thrombus auch imstande, einen Lungen- oder Niereninfarkt auszulösen. Diese Blutgerinnsel können außerdem, wenn sie das Gefäß nicht vollständig verschließen, eine Ischämie verursachen, das heißt eine Unterversorgung des Gefäßes mit Sauerstoff.

Risikofaktoren für einen Infarkt

Risikofaktoren – dieser Begriff taucht im Zusammenhang mit Herzinfarkt und Schlaganfall immer wieder auf. Was versteht man darunter? Risikofaktoren sind ererbte oder erworbene Faktoren, die in bestimmten Lebenslagen oder Lebensabschnitten die Gesundheitsrisiken steigern können und die man durch (rechtzeitige) Vorsorge vermeiden oder zumindest mildern kann. Von Bedeutung sind die Lebensbedingungen oder Lebensweisen. Sie können krank machen oder die Gefahr einer Krankheit anzeigen, sie können sich aber auch gegenseitig beeinflussen und in einer Art Wechselspiel das Risiko einer Erkrankung steigern. Als Risikofaktor Nummer eins für eine Arteriosklerose und damit für einen Herzinfarkt gelten ständig erhöhte Blutfettwerte. Für einen Schlaganfall dagegen ist der schwerwiegendste Risikofaktor die Hypertonie, der zu hohe Blutdruck. Bluthochdruck wiederum fördert eine Arteriosklerose. Deswegen sind die Risikofaktoren für eine Hypertonie gleichzeitig auch Wegbereiter für eine Arteriosklerose in den Gefäßen und damit für einen Infarkt. Ein äußerst gefährlicher Risikofaktor für Herz- wie Hirninfarkt ist das Rauchen. Untersuchungen zufolge sind rund 95 Prozent der »jugendlichen«, das heißt der noch nicht 40jährigen Infarktpatienten, starke Raucher. Bei ihnen kann sich also der Risikofaktor Rauchen als besonders folgenschwer auswirken. Daher ist es so wichtig, daß jeder seine persönlichen Risikofaktoren, die man als *Risikoprofil* zusammenfaßt, erkennt und möglichst schnell dagegen vorgeht. So kann manche bereits vorhandene Schädigung gestoppt, rückgängig gemacht, ja sogar geheilt werden. Die Medizin spricht in diesem Zusammenhang von einem *reversiblen* Schaden. In zu weit fortgeschrittenem Stadium sind die Schäden dagegen nicht mehr umkehrbar (*irreversibel*).

Wie Risikofaktoren zusammenwirken

Die moderne medizinische Forschung lehrt, daß jede Krankheit durch das Zusammenwirken mehrerer Risikofaktoren entsteht. Bei den so häufigen chronischen Krankheiten wie beispielsweise Herz-Kreislauf-Erkrankungen oder Stoffwechselkrankheiten wird die Erforschung ihrer Entstehung nicht nur durch die Vielfalt der Risikofaktoren, sondern oft noch mehr durch ihre lange Wirkungsdauer erschwert. Arteriosklerose, die schon in der Kindheit infolge falscher Ernährung beginnen kann, macht jahrzehntelang keinerlei Beschwerden.

Rund 70 Prozent derjenigen, die an Herz-Kreislauf-Krankheiten starben, hatten einen Bluthochdruck. Jeder fünfte erwachsene Bundesbürger hat eine Hypertonie, ohne daß er in jedem Fall davon weiß.

In einer Untersuchung an 4500 Deutschen im Alter von 30 bis 70 Jahren wurde festgestellt, daß nur zwei von drei Männern, jedoch immerhin sechs von sieben Frauen ihr zu hoher Blutdruck bekannt ist. Auch die Hypertonie macht oft lange Zeit keinerlei Beschwerden, begünstigt aber wiederum die Entstehung einer Arteriosklerose, weil sie unter anderem die Gefäßinnenwände (Endothel) auf Dauer schwer schädigt.

Hier liegt, wie Sie schon bemerkt haben, ein weiteres großes Problem: Risikofaktoren wirken gemeinsam und nicht unabhängig voneinander, sie addieren sich nicht nur, sie potenzieren sich sogar. Beispielsweise haben übergewichtige Menschen, die zuviel essen, rauchen, Alkohol trinken und sich – nicht zuletzt wegen ihrer Leibesfülle – zuwenig bewegen, oft nicht nur einen Bluthochdruck, sondern auch eine Zuckerkrankheit und Fettstoffwechselstörungen wegen zu hoher Blutfettwerte. Risikofaktoren können also gleichzeitig Begleiterkrankungen verursachen, welche wiederum selbst zu den Risikofaktoren gezählt werden müssen: Der Risikofaktor Alkohol begünstigt die Erkrankung Bluthochdruck, die als Risikofaktor für den Infarkt gilt. Oder umgekehrt: Raucher, die ihren Zigarettenkonsum einstellen, reduzieren ihr Schlaganfallrisiko und ihr Herzinfarktrisiko um die Hälfte, weil Rauchen allein bereits den Blutdruck und das »schlechte« LDL-Cholesterin erhöht und das »gute« HDL-Cholesterin verringert. Allein Bluthochdruck läßt das Schlaganfallrisiko um das Vier- bis Sechsfache ansteigen, und zwar parallel zur Höhe des Blutdrucks. So erhöht jeder Anstieg des systolischen Blutdrucks um je zehn Millimeter auf der Quecksilbersäule das Risiko eines Hirninfarktes um jeweils zehn Prozent. Gleichzeitig fördert Hypertonie die Arterioskleroseentstehung und zählt damit zu den Risikofaktoren für einen Herzinfarkt, wenn auch nicht in dem Ausmaß wie bei einem Apoplex.

Ein überstandener Herzinfarkt wiederum erhöht das Risiko eines Hirninfarktes in den ersten zwei Monaten danach um bis zu 20 Prozent.

Ebenso besteht ein enger Zusammenhang zwischen erhöhtem Cholesterin, der Arteriosklerose und dem Herzinfarkt, aber auch dem Schlaganfall. In einer amerikanischen Risikofaktoren-Interventionsstudie ergab sich bei den 350.977 untersuchten Männern ab einem Cholesterinwert von 240 mg/dl neben dem Risiko für einen Herzinfarkt gleichzeitig ein erhöhtes Risiko für einen Schlaganfall.

Das Apoplexrisiko verdoppelt sich bei einem Diabetes mellitus, der Zuckerkrankheit, die wiederum fast immer eine Folge von falscher Ernährung und dem Risikofaktor Übergewicht ist, beide auch gleichzeitig Risikofaktoren für Stoffwechselerkrankungen und infolgedessen für Arteriosklerose und Herzinfarkt.

Welche Risikofaktoren es gibt

Grundsätzlich muß man unterscheiden zwischen *beeinflußbaren* Risikofaktoren und *nicht beeinflußbaren* Risikofaktoren. Zu den *nicht beeinflußbaren* Risikofaktoren zählen

• Alter
• Geschlecht
• Familiengeschichte und
• Rasse.

Welchen Einfluß all diese Faktoren auf einen Herz- oder Hirninfarkt haben, können Sie ab Seite 64 lesen.

Befassen wir uns zunächst mit den *beeinflußbaren* Risikofaktoren. Denn gerade hier kann jeder für sich selbst eine ganze Menge tun, um seine Gesundheit zu erhalten:

Beispielsweise genügen für die meisten von uns eine Umstellung der Eßgewohnheiten und eine Ausschaltung oder zumindest eine drastische Reduzierung der Risikofaktoren, um nicht nur das Fortschreiten der Arteriosklerose zu stoppen, sondern auch, um eine möglicherweise vorhandene Arteriosklerose zurückzubilden. Arteriosklerose ist – und das ist unendlich wichtig für uns – in gewissem Maße reversibel! Die Ausrede »Wozu weniger Fett essen, da ich schon über sechzig bin, wo alles bereits zu spät ist« gilt also nicht. Es ist nie zu früh und nie zu spät, die vermeidbaren Risikofaktoren abzustellen. Das beste ist natürlich, sie gar nicht erst entstehen zu lassen!

Risikofaktor Arteriosklerose

Die häufigste direkte Ursache von Herz- und Kreislauferkrankungen, insbesondere von Herzinfarkt und Schlaganfall, ist die Arteriosklerose, eine Erkrankung der Schlagadern (Arterien). Arteriosklerose gilt als *der* Hauptrisikofaktor für einen Herzinfarkt und als einer der Risikofaktoren für den Hirninfarkt. Unter einer Arteriosklerose versteht man eine Erkrankung der großen Blutgefäße, die langsam über Jahre und Jahrzehnte fortschreitet, ohne daß der Betroffene sie spürt oder sich krank fühlt. Ist es zu spät, stellt sich durch den Verschluß von Herzkranzgefäßen ein Herzinfarkt ein oder bei der Blockade von Hirngefäßen ein Hirnschlag (Schlaganfall) und bei einem Verschluß der Beingefäße (Arterielle Verschlußkrankheit = AVK) ein Absterben des Fußes *(Gangrän)*. Die Arteriosklerose ist die Folge der Einlagerungen von Cholesterin, Fetten und Kalk in die Gefäßwand und führt allmählich zu einer Einengung und schließlich zum Verschluß der Blutbahn. Für den vollständigen Verschluß eines Gefäßes, eine akute Thrombose, die zum Gewebstod (Infarkt) führt, spielen zusätzlich Auflagerungen von Blutgerinnseln eine Rolle.

Die Organe eines Menschen haben nach neuesten amerikanischen Studien eine Lebensspanne von etwa 120 Jahren. Unser Durchschnittsalter liegt jedoch bei Mitte 70 (Männer) bis Anfang 80 (Frauen). Einen Herzinfarkt erleiden aber immer öfter bereits Männer im Alter von 40 bis 50 Jahren, einen Schlaganfall Personen, die erst etwa 60, 70 Jahre alt sind. In den modernen Industriestaaten stirbt kaum ein Mensch an den Folgen des natürlichen Verschleißes. Nein, mehr als jeder zweite von uns stirbt an den Folgen der Arteriosklerose, an einer Gefäßkrankheit, die eigentlich gar nicht sein müßte, wenn..., ja wenn wir ein bißchen vernünftiger wären!

In der Umgangssprache hören wir oft Bemerkungen wie »Der ist doch verkalkt« oder »Du leidest wohl unter Arterienverkalkung«. Damit bezeichnen wir Vergeßlichkeit, ein Nachlassen der Denkfähigkeit, der Gehirntätigkeit, der Konzentration.

Nun, es gibt sie tatsächlich, die Arterienverkalkung. Sie gehört im Grunde genommen zum natürlichen Alterungsprozeß. Bereits beim Kleinkind beginnen Umbauprozesse in allen Bereichen der Gefäße. Mit zunehmendem Alter schreiten diese Umbau- und Abbauprozesse immer rascher fort: Die Gefäßwände werden unelastischer und infolgedessen auch härter. Dieser Alterungsprozeß betrifft nicht allein das Gehirn, sondern den gesamten Organismus. Jedoch sind daraus resultierende Funktionsstörungen – wie

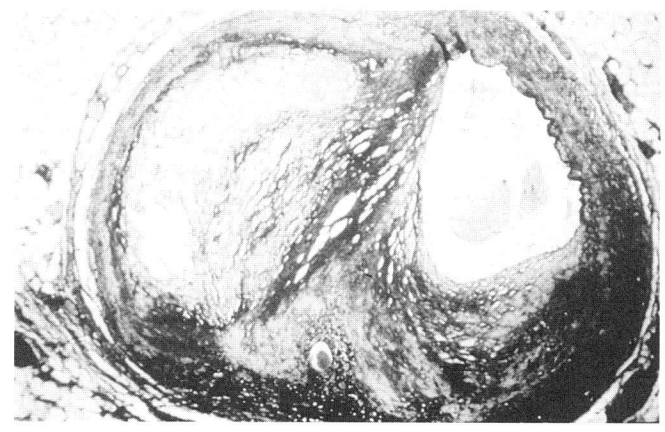

Arteriosklerose

bei einer Maschine – altersbedingte Verschleißerscheinungen und eigentlich keine Erkrankung, keine Arteriosklerose in dem Sinn, wie man sie als Risikofaktor bezeichnet.

Der Risikofaktor Arteriosklerose ist eine »Wohlstandskrankheit«, weil in erster Linie die Bewohner von Industriestaaten davon betroffen sind. *Die Kennzeichen der Arteriosklerose:*

- Verhärtung,
- Verlust der Elastizität,
- Verengung der Gefäße durch Ablagerungen und
- Verletzungen der Gefäßwände.

Was passiert bei einer Arteriosklerose?

Normalerweise, das wissen Sie bereits, sind die Gefäße im Inneren völlig glatt, und das Blut kann ungehindert rasch hindurchfließen. Im Laufe des natürlichen Alterungsprozesses verhärten sich, wie gesagt, die Gefäße allmählich etwas, da sie ja einer ständigen Belastung ausgesetzt sind. Dieser Prozeß schreitet jedoch beim Gesunden so langsam voran, daß er eigentlich keinen Einfluß auf die Lebenserwartung und folglich keinen Krankheitswert besitzt. Herzinfarkt und Hirninfarkt bedrohen jedoch schon Menschen in der Mitte des Lebens.

Die Arterien selbst werden von innen aus dem durchfließenden Blut versorgt, von außen durch spezielle Gefäße, die bis in die Mitte der Gefäßwände reichen. Man kann sich das bildlich vorstellen, wenn man die Arterien in ihrer Struktur mit einem Rohr vergleicht, das in Schichten angelegt ist: Von der äußeren Hülle wird eine Schicht umschlossen, die aus Muskeln und Bindegewebe besteht. Mit Hilfe dieser Muskelschicht können die Weite der Gefäße und in den Arteriolen der Widerstand verändert und damit der Blutdruck gesteuert werden. Durch Weit- und Engstellen bestimmter Abschnitte erfolgt auch die gezielte Verteilung des Blutes in einzelne Körperregionen und Organe.

Nach innen ist die Arterie mit einer Gefäßinnenhaut, dem *Endothel* ausgekleidet. Dieses Endothel läßt normalerweise nur gelöste Bestandteile aus dem Blut zur Ernährung an die anderen Schichten durch. Bei der Bildung einer Arteriosklerose lagern sich die besagten Plaques, beet- oder herdförmige Platten, an bestimmten Stellen der Arterienwände ab und verändern das Gewebe. Dort, wo das Endothel empfindlich oder geschädigt ist, entstehen Entzündungsprozesse, weil gewebefeindliche Substanzen in die Arterienwände eindringen. Einzelne Muskelzellen treten aus, um die Beschädigung gemeinsam mit den Blutplättchen zu verschließen. An anderen Stellen, wo die Wände verhärtet und deswegen mit Sauerstoff und Nährstoffen unterversorgt sind, bilden sich Nekrosen (lokaler Gewebstod). Durch so einen Entzündungsherd können Blutplasma, Fettstoffe und Eiweißkörper ungefiltert bis zu den Muskel- und Bindegewebszellen der Arterienrohre gelangen. Für die Arteriosklerose typisch sind Ablagerungen aus Fett, »Schlackenstoffen« (Kalk) und Cholesterin. Derartige Ablagerungen bezeichnet man als *Atherome* (griech. *athere* = Brei), denn sie kleben wie ein »Mehlbrei« zunächst an der Gefäßinnenhaut. Diese Frühform einer Arteriosklerose bezeichnet man manchmal auch als *Atherosklerose*. Nach und nach können die Plaques die Gefäßwände so durchsetzen, daß schwere Funktionsstörungen entstehen: Erweichung oder Verhärtung der Wände sowie Gefäßverschlüsse. Daraus resultieren Blutungen, Bindegewebswucherungen, Verkalkungen und Thrombosen.

Hämostase und Infarkt

An diesem Punkt kommen die Blutplättchen, die Thrombozyten, ins Spiel. Erinnern Sie sich noch an deren Aufgaben? Sie spielen eine entscheidende Rolle bei der *Hämostase,* insbesondere im arteriellen Bereich. Als Hämostase bezeichnet man den Vorgang der Blutstillung beziehungsweise die physiologischen Reaktionen auf einen durch Verletzung der kleinen Blutgefäße drohenden Blutverlust. Wird das Endothel (Innenwand) eines Blutgefäßes verletzt, sorgen die Thrombozyten für die schnelle Abdichtung dieses »Lecks« durch die Herstellung eines Plättchen-Pfropfens. Dieser heftet sich an die Gefäßwand an. Wachstumsfaktoren fördern gleichzeitig die Heilung der Verletzungsstelle, und die Wiederherstellung der Durchblutung endet mit der *Fibrinolyse,* an der Faktoren aus dem Endothel entscheidend beteiligt sind. Die Fibrinolyse ist ein Vorgang, der für die Auflösung von Abbauprodukten der Fibrine (Eiweißstoffe) sorgt und damit für das Fließgleichgewicht zwischen Blutfluß und Blutgerinnung. Solange das Endothel intakt ist, werden im Blut zirkulierende Thrombozyten nicht aktiviert. Liegt jedoch eine Gefäßerkrankung wie beispielsweise eine Arteriosklerose vor, ist auch die Endothel-Funktion gestört. Folglich aktivieren Faktoren des Endothels die Blutplättchen, wodurch sich diese wiederum bemühen, Thromben zu bilden, welche die Gefäßverletzung schließen sollen. Ist der Verschluß vollständig, kommt es in der Regel zu einem Infarkt. Dies passiert nach Aussagen der Deutschen Herzstiftung jährlich 280.000mal in Deutschland: In einer Herzkranzarterie kommt es – meist an einer durch Arteriosklerose verengten Stelle – zu einem Blutgerinnsel, welches dann die Arterie ganz verschließt. Die Konsequenz daraus ist ein Herzinfarkt, an dem Jahr für Jahr hierzulande rund 170.000 Menschen sterben. Dabei könnte das Blutgerinnsel, das zum Infarkt geführt hat, im nächsten Krankenhaus mit einer speziellen Therapie aufgelöst und womöglich das Leben des Patienten gerettet werden.

Lassen die Gefäße das Blut noch teilweise durchfließen, treten infarktähnliche Beschwerden auf (siehe Seite 80). Sie sind jedoch weniger intensiv und von kürzerer Dauer. Bei etwa jedem zweiten Patienten sind solche Beschwerden Vorboten eines Infarktes.

Der Prozeß einer Arteriosklerose verläuft in zahlreichen Phasen über Jahre hinweg ohne Zeitbegrenzung. Die betroffene Person spürt davon nichts – das ist der Nachteil.

Der Vorteil ist, daß Frühformen, ja sogar bereits fortgeschrittene Verletzungen des Endothels auch wieder abheilen können – beispielsweise bei entsprechender Schonung und Ernährungsumstellung. Ein Arterioskleroseprozeß kann, und das wurde in zahlreichen wissenschaftlichen Studien nachgewiesen, gestoppt werden. Ja es besteht sogar die Chance, die verhärteten Gefäße wieder zu »entkalken« und die Arterienwände von den Fett- und Schadstoffablagerungen zu befreien, bevor diese Blutpfröpfe bilden und die Durchgänge total verstopfen. Eine Arteriosklerose ist also in großen Teilen reversibel. Wie einfach derartige Maßnahmen im Grunde genommen sind, erfahren sie ab Seite 40.

Typische Arterienveränderungen

Die wichtigsten zu arteriosklerotischen Veränderungen führenden Vorgänge in der Wand von Arterien faßt Krämer (siehe Literaturliste, Seite 191) folgendermaßen zusammen:

»Eine erhöhte Durchlässigkeit des Endothels für größere Teilchen wie zum Beispiel an Transporteiweiße gebundene Fette. Dabei ist das sogenannte LDL-Cholesterin besonders schädlich. Es schlüpft durch die Risse der Gefäßwand in innere Schichten, wo es zwar zunächst von *Makrophagen* (Aufräumzellen) aufgenommen wird, die sich jedoch dann gemeinsam mit dem LDL-Cholesterin dort ablagern.

- Ein Eintreten von Abwehr- und Aufräumzellen des Körpers aus dem Blut in die Intima (innere Schicht der Gefäßwand).
- Ein Wandern von glatten, unwillkürlichen Muskelzellen aus der Media (mittlere Schicht der Gefäßwand) in die innere Schicht.
- Ablagerungen in der inneren Schicht durch Muskelzellen, Bindegewebe und andere Stoffe.
- Eine vermehrte sogenannte Endozytose (Aussonderung innerhalb von Zellen) von erhöhten Blutfetten durch Abwehr- und Muskelzellen mit Bildung sogenannter Schaumzellen.
- Ein Auftreten von Nekrosen (Gewebsuntergängen) innerhalb dieser Zellansammlungen bei Überschreiten einer kritischen Dicke.
- Ein Zerfall von Gewebe sowie ein Auftreten von Einblutungen, Kalziumeinlagerungen (›Verkalkungen‹) und Ulzerationen (Geschwürbildungen) an der Oberfläche.«

Das Krankheitsbild Arteriosklerose unterscheidet sich von dem des Alterungsprozesses dadurch, daß sich die erworbene Arteriosklerose nur an *bestimmten* Stellen bildet, während sich der arteriosklerotische Alterungsprozeß gleichmäßig mehr oder weniger rasch in *sämtlichen* Arterien manifestiert.

Krankhafte arteriosklerotische Gefäßveränderungen entwickeln sich bevorzugt an den Stellen des Gefäßsystems, die durch das dauernde Pulsieren des Blutes im Körper stärker belastet sind. Dabei handelt es sich in erster Linie um Gefäßabschnitte, aus denen kleine Äste abgehen oder an denen es zu einer Aufteilung kommt: zum Beispiel an der Gabelung der großen Halsschlagader in die innere und äußere Halsschlagader sowie der Abgang der Wirbelsäulenarterie aus der Schlüsselbeinarterie oder auch im Bereich der Herzkranzgefäße (Koronararterien).

Risikofaktor Cholesterin

Cholesterin ist nicht gleich Cholesterin – und das dürfte der Grund für die immer wieder aufflammenden Diskussionen und Kontroversen sein. In regelmäßigen Abständen entwickelt sich eine Art Cholesterinhysterie: Butter aufs Brot oder besser Margarine (die übrigens rund 80 bis 90 Prozent Fett enthält)? Eier – ja oder nein? Cholesterin lebensnotwendig oder lebensgefährlich? Cholesterin – alleinschuldig für den Herzinfarkt und unschuldig für den Schlaganfall?

Aus diesem Grund wird Cholesterin als eigenständiger Risikofaktor aufgeführt, obwohl es zum Themenbereich Fettstoffwechselstörungen (siehe Seite 41) gehört.

Cholesterin ist ein notwendiger Bestandteil aller Zellen und Gewebe und damit lebensnotwendig, das steht nun mal fest. Es liefert das Grundgerüst für verschiedene Hormone und den Hormonstoffwechsel, gleichzeitig ist es die Basissubstanz für Gallensäuren, die in der Leber gebildet werden und die bei der Verdauung eine entscheidende Rolle spielen. Cholesterin, eine fettähnliche und in Wasser unlösliche Substanz, ist auch die Ausgangssubstanz von Hormonen der Nebennierenrinde (zum Beispiel Cortison) und von Sexualhormonen. Besonders konzentriert kommt es in den Nebennieren (drei Prozent) vor, im Hirn (zehn Prozent der Trockensubstanz), mit 24 Prozent im Hautfett, des weiteren in der Milz, in den Eierstöcken, im Blutserum und in den roten Blutkörperchen. Verständlich, daß unser Körper Cholesterin unbedingt braucht – allerdings wohldosiert.

Wie wir Menschen benötigen auch Tiere Cholesterin zum Leben. Bei ihnen kommt es besonders konzentriert im Gehirn, in der Leber, den Drüsen, dem Herzen, den Nieren, den Lungen und im Eidotter vor. Das bedeutet, daß gerade Innereien wie Kalbs-, Rinds- oder Schweineleber, Nieren, Herz oder Lunge zu den cholesterinreichen Nahrungsmitteln zählen, aber auch Meeresfrüchte wie Hummer, Austern, Shrimps oder Kaviar.

Der Mensch nimmt also Cholesterin mit Nahrungsmitteln aus tierischen

Produkten wie Fleisch, Milch, Eier, Käse, Butter oder Sahne auf. Dieses von außen zugeführte Cholesterin bezeichnet man medizinisch als »exogenes Cholesterin«. Unser Körper speichert es und ruft es bei Bedarf ab, hauptsächlich aus der Leber.

Gleichzeitig produziert unser Körper selbst Cholesterin, das sogenannte »endogene Cholesterin«, und zwar genau in der Menge, die er benötigt. Er bindet es durch Biosynthese – so bezeichnet man den Aufbau von chemischen Verbindungen in lebenden Zellen –, vor allem in der Leber. Führen wir nun durch die Nahrung zuviel exogenes Cholesterin zu, wird zuerst dieses vom Körper verbraucht. Ist die exogene Zufuhr zu gering (zum Beispiel durch einseitige Ernährung), kommt die körpereigene endogene Cholesterinbildung mehr zum Zuge. Gesunde Menschen können durchschnittliche Cholesterinmengen aus der Nahrung problemlos vertragen. Nicht dagegen Menschen mit Cholesterinstoffwechselstörungen.

Weil die Fettsubstanz Cholesterin sich mit dem wäßrigen Blutplasma nicht mischt, braucht sie einen Transporteur für ihren Weg durch den Blutkreislauf. Dafür stehen ihr in erster Linie spezielle Eiweißstoffe (Proteine) zur Verfügung, die in unterschiedlicher Größe und Dichte vorkommen. Sie werden im Darm und in der Leber gebildet und verbinden sich im Blutkreislauf mit Cholesterin zu sogenannten Fett-Eiweiß-Verbindungen, zu Lipoproteinen (Fette = Lipide, Eiweiß = Protein). Und damit kommen wir zum bereits erwähnten »guten« und »schlechten« Cholesterin.

HDL- und LDL-Cholesterin

Wissenschaftliche Erkenntnisse, vor allem der letzten Jahrzehnte, über die Rolle des Cholesterins im Organismus haben ergeben, daß in bezug auf die Entstehung der Gefäßkrankheit nicht nur die Höhe des Gesamtcholesteringehaltes im Blut ausschlaggebend ist, sondern vor allem die Zusammensetzung, in der das Cholesterin durch den Kreislauf transportiert wird. Kommt es zu einer HDL-Verbindung, einer Fett-Eiweiß-Verbindung hoher Dichte (High-Density-Lipoprotein), so schützt dieses HDL-Cholesterin vor einer Arteriosklerose. LDL-Cholesterin (Low-Density-Lipoprotein) dagegen beschleunigt die Arteriosklerosebildung. Denn das Cholesterin der arteriosklerotischen Ablagerungen stammt aus dem LDL. Je mehr LDLs im Arterienblut »herumschwimmen«, desto schneller entwickelt sich eine Arteriosklerose.

Längst weiß man, daß mehr als die Hälfte der Bevölkerung in den (westlichen) Industriestaaten einen zu hohen LDL-Blutspiegel hat. Er erhöht das Risiko zu »verkalken« und macht diese Menschen für Herz- und Hirninfarkte äußerst anfällig. Derzeit haben wir in der Bundesrepublik eine Sterblichkeitsrate von 53,4 Prozent als Folge von Arteriosklerose. Die meisten Deutschen sterben also nicht an Krebs oder aus Altersgründen, sondern an Herzinfarkten und Gehirnschlägen – den Folgen der Gefäßerkrankung Arteriosklerose.

Das liegt daran, daß wir durch unsere Nahrung dem Körper zuviel Cholesterin zuführen. Bei einem gesunden Fettstoffwechsel wird das im Blut schwimmende LDL-Cholesterin von kleinen Empfangsstationen, sogenannten Rezeptoren, an den Zellwänden eingefangen und zur Verarbeitung in die Zellen weitergeleitet. Sind die Zellen jedoch ausreichend versorgt, verweigern sie die Aufnahme. Das überschüssige LDL-Cholesterin kreist weiterhin im Blut und lagert sich schließlich an den Arterienwänden ab. Das passiert, wenn dem Körper zuviel tierisches Fett und zu große Mengen cholesterinhaltiger Nahrung zugeführt werden, da sich dann gleichzeitig viel körpereigenes Cholesterin bildet. Denn eigentlich genügt dem Körper die Cholesterinmenge, die er selbst bildet.

Was aber macht das HDL-Cholesterin? Warum nennt man es »gutes« Cholesterin? Diese Lipoproteine hoher Dichte werden in der Leber gebildet und transportieren das gefährliche und überflüssige Cholesterin aus den Arterien in die Leber, wo es dann zu Gallensäure umgewandelt wird. Die HDL-Partikel haben, neben anderen Inhaltsstoffen, den geringsten Anteil von Cholesterin, nämlich nur 18 Prozent, während die LDLs auf immerhin 45 Prozent Cholesterinanteil kommen. Die HDLs gleichen also beim gesunden Menschen die Wirkung der ungünstigen LDLs aus, indem sie als eine Art Aufräumkommando für den Abtransport von LDL-Cholesterin aus den Zellen und aus der Gefäßwand sorgen. Das klingt nun möglicherweise etwas kompliziert, aber als Faustregel kann man sich merken:

• Je höher die LDL-Cholesterinwerte im Blut sind, desto leichter und schneller lagert sich Cholesterin in den Gefäßwänden ab – und das ist schlecht!

• Je höher die HDL-Cholesterinwerte sind, desto mehr Cholesterin wird wieder aus den Arterienwänden und dem Blutkreislauf herausgeholt – und das ist gut!

Für die Infarkt- und Schlaganfallprophylaxe ist es also günstig, den LDL-Cholesterinspiegel zu senken und parallel dazu den HDL-Cholesterinspiegel zu erhöhen. In zahlreichen Studien wurde weltweit nachgewiesen, daß Menschen mit hohen HDL-Werten eindeutig weniger Herzinfarkte und möglicherweise auch weniger Hirninfarkte haben. So wird das Herzinfarktrisiko bei einem Anstieg des HDL um 15 Prozent bereits um die Hälfte verringert. Aber man stellte in einer großangelegten Studie auch fest, daß sich das Risiko eines Hirninfarktes bei Cholesterinwerten über 240 mg/dl auf das Zweieinhalbfache erhöht.

Wie senkt man das Gesamtcholesterin?

Dies läßt sich erzielen durch eine Ernährungsumstellung und Gewichtsreduktion, indem man den Anteil von tierischen Fetten in der Nahrung reduziert. Wichtig sind auch sportliche Betätigungen, welche den HDL-Spiegel ansteigen lassen, das Einstellen des Rauchens, welches sonst das LDL ansteigen und das HDL absinken läßt, aber auch die Vermeidung von anhaltendem belastendem Streß (Disstreß). Bei letzterem führt wahrscheinlich die Ausschüttung der Streßhormone Adrenalin und Noradrenalin zu einer Erhöhung des LDL-Spiegels.

Übrigens läßt auch ein Glas trockener Wein den HDL-Spiegel ansteigen. Dies ist aber – und davor sei ausdrücklich gewarnt – keine Aufforderung zum Alkoholkonsum. Vor allem nicht zum appetitanregenden Aperitif oder zum Verdauungsschnaps nach dem Essen. Nur ganz geringe Mengen von Alkohol, keinesfalls jedoch hochprozentige Drinks, erhöhen geringfügig den HDL-Spiegel.

Omega-3-Fettsäuren, die vor allem im Fett der Seefische, weniger in dem der Süßwasserfische vorkommen, senken das LDL, erhöhen aber nicht das HDL. Sie hemmen außerdem die Verklumpung der Blutplättchen, und deswegen liegt die Vermutung nahe, daß durch den Verzehr von Omega-3-fettsäurehaltigen Nahrungsmitteln, von (See-)Fisch also, die Bildung von Thromben verhindert werden kann. Jedenfalls kommt in bezug auf die Arteriosklerose und damit auch bezüglich des Herz- und Hirninfarktes dem Fisch als Nahrungsmittel eine besondere Bedeutung zu. Das empfehlen die Ärzte:

• Mindestens zweimal, besser dreimal pro Woche Fisch statt Fleisch essen! Je öfter Fisch, desto besser. Aber nicht in Form von vorpanierten Fischstäbchen! Denn dazu wird im allgemeinen cholesterinhaltiges Fett verwendet. Besser Meeresfische statt Süßwasserfische!

- Omega-3-Fettsäuren senken das »schlechte« LDL-Cholesterin und verhindern die Verklumpung der Thrombozyten, ein wichtiger Teilschritt bei der Entstehung einer Arteriosklerose. Sie senken auch den Triglyceridspiegel, »verflüssigen« das Blut, fördern also den Blutstrom und die Fließeigenschaften des Blutes und können, regelmäßig konsumiert, bei einer mäßigen Hypertonie auch den Blutdruck senken. Nebenwirkungen von Omega-3-Fettsäuren sind nicht bekannt.

Gewarnt sei jedoch davor, sich in der Drogerie oder Apotheke »Fischölkapseln« zu kaufen. Untersuchungen haben ergeben, daß die verschiedenen Produkte qualitativ sehr unterschiedlich und teilweise sogar gesundheitsschädlich sind.

Gute Qualitätsprodukte nennt und verschreibt Ihnen Ihr Arzt. Nehmen Sie Fischölkapseln nur, wenn der Arzt Ihnen dazu rät. Von (Billig-)Präparaten aus dem Supermarkt sollten Sie generell die Finger lassen!

Wenn durch Ernährungsumstellung und diätetische Maßnahmen sowie Sport und Einstellen des Rauchens der Cholesterinspiegel nicht gesenkt werden kann, bleibt noch die Möglichkeit der medikamentösen Behandlung, um vor einem drohenden Infarkt zu schützen.

Risikofaktor Fettstoffwechselstörungen

Nicht nur erhöhte Cholesterinwerte, sondern auch erhöhte Triglyceridwerte im Blut führen zu Gefäßerkrankungen wie beispielsweise Arteriosklerose und damit möglicherweise zum Herzinfarkt. Erhöhte Fettwerte im Blut gehen zudem mit einem leicht erhöhten Schlaganfallrisiko einher. Es ist daher wichtig, die eigenen Fettwerte im Blut zu kennen und sie mindestens einmal im Jahr messen zu lassen, besonders ab dem mittleren und im höheren Lebensalter. Es kostet Sie nicht mehr als einen (Vorsorge-)Besuch beim Arzt und einen Tropfen Blut aus dem Finger.

Was beinhalten Fettstoffwechselstörungen oder – medizinisch ausgedrückt – Dyslipidämien?

Lipide – das Wort stammt aus dem Griechischen – ist ein Sammelname für alle Fette und fettähnlichen Stoffe. Dazu gehören Cholesterin und Triglyceride (Neutralfette) sowie Phospholipide, um nur einige Vertreter dieser Stoffklasse zu nennen.

Cholesterin brauchen wir, damit unsere Hormone und Körperzellen funktionieren können. Den »Brennstoff« zum Leben aber liefern die Triglyceride und die Kohlenhydrate.

Auch Triglyceride kann unser Organismus selbst bilden, und zwar im Fettgewebe und in der Leber. Den Hauptanteil, nämlich 90 Prozent der täglichen Fettaufnahme, bestreiten die Triglyceride. Diese Neutralfette dienen einerseits den Zellen unseres Körpers als Energiespeicher mit Hilfe des Fettgewebes, andererseits als wichtige Quelle für den Energie- und Betriebsstoffwechsel. Überschüsse an Triglyceriden lagern sich im Fettgewebe als Depotfett ab, das Zeiten von Nahrungsmangel überbrücken hilft. Das Fettgewebe erfüllt noch zwei weitere Aufgaben: Es dient der Wärmeisolierung und der Polsterung von empfindlichen Organen.

Triglyceride führen wir dem Körper mit tierischen und pflanzlichen Nahrungsmitteln zu, beispielsweise mit Fleisch- und Wurstwaren, mit Milch, Käse, Sahne, Butter und Margarine, mit Nüssen, Pflanzenölen und Backfetten. Außerdem bildet der Organismus selbst Triglyceride aus Kohlenhydraten wie Mehl, Brot, Teigwaren und Zucker. Das bedeutet, sowohl fetthaltige Mahlzeiten als auch eine hohe Kohlenhydratzufuhr lassen die Triglyceridwerte im Blut ansteigen. Was aber die Triglyceridwerte rapide erhöht, ist Alkohol. Fettes Essen mit nachfolgendem »Verdauungsschnaps« lassen den Triglyceridspiegel wie eine Rakete in die Höhe schießen.

Für ihren Transport im Blut binden sich die Triglyceride vorzugsweise an VLDL, an Lipoprotein sehr geringer Dichte (=Very Low Density Lipoprotein). VLDL-Partikel setzen sich zusammen aus etwa 20 Prozent Cholesterin und 50 Prozent Triglyceriden. Über einen komplizierten Stoffwechselkreislauf, auf den hier nicht näher eingegangen werden soll, verwandeln sich überschüssige VLDLs nach einiger Zeit in die gefährlichen LDLs. Damit sind also auch hohe Triglyceridwerte ein Risikofaktor; die Grenze wird bei 200 mg/dl gezogen.

Gerade Diabetiker haben oft einen erhöhten Triglyceridspiegel, vor allem, wenn sie schlecht »eingestellt« sind. Daher sollte jeder Zuckerkranke seine Werte regelmäßig selbst kontrollieren und vom Arzt überprüfen lassen. Sind sie erhöht, wird ihm der Arzt genaue Verhaltensmaßnahmen geben. Ebenso haben Übergewichtige und Patienten mit erhöhten Harnsäurewerten (Hyperurikämie) oft einen zu hohen Triglyceridspiegel. Außerdem alle Menschen, die – wenn auch mäßig, aber regelmäßig – Alkohol trinken: Bereits zehn bis 15 Gramm Alkohol täglich steigern die Triglyceridwerte im Blut.

Um es zu wiederholen: Risikofaktor Nummer eins für zu hohe Triglyceride ist der Alkohol. Bei einer Hypertriglyceridämie heißt es, sofort auf Alkohol zu verzichten – und bei Übergewicht abzunehmen. Ein Gramm Alkohol liefert immerhin 7,2 Kilokalorien, ein Gramm Kohlenhydrate oder Eiweiß dagegen nur jeweils vier Kilokalorien. Alkohol wird vom Körper besonders schnell in Fett umgewandelt und fördert geradezu den Einbau von Fett in das Körpergewebe. Auf der anderen Seite verzögert er den Abbau von Fett und Cholesterin in der Leber. Auch auf Zucker und Süßigkeiten sollten Patienten mit einer Hypertriglyceridämie verzichten. Nicht zuletzt, um abzunehmen.

In verschiedenen wissenschaftlichen Studien konnte nachgewiesen werden, daß ein enger Zusammenhang zwischen einem erhöhten Triglyceridspiegel und Herzinfarkt besteht, und zwar vor allem bei Männern und Frauen über 50 Jahren.

Die regelmäßige Vorsorge

Den Cholesterin- wie auch den Triglyceridspiegel im Blut kann man relativ einfach messen. Während jedoch der Cholesterinspiegel ziemlich stabil ist, unabhängig davon, wann der Patient zuletzt gegessen hat, steigen die Triglyceride nach dem Essen und besonders nach dem Genuß von Alkohol sehr schnell hoch. Zur Messung des Triglyceridspiegels ist es also günstiger, nüchtern (ohne Frühstück und natürlich ohne Alkohol) anzutreten. Jedenfalls, so raten Ernährungswissenschaftler und Ärzte, sollte spätestens jeder über 35 Jahren mit einem Cholesterinspiegel von mehr als 200 mg/dl sowohl die LDLs als auch die HDLs sowie die Höhe der Triglyceride bestimmen lassen. Weder der Gesamtcholesterinwert noch der Triglyceridwert sollte 200 überschreiten. Das »National Cholesterol Education Program« in den USA empfiehlt sogar, bei allen Erwachsenen ab dem 20. Lebensjahr regelmäßig die Cholesterinwerte messen zu lassen.

Seit dem 1. Oktober 1989 hat in Deutschland jeder Erwachsene ab dem vollendeten 35. Lebensjahr alle zwei Jahre Anspruch auf einen kostenlosen Gesundheits-Check-up (§ 25 des SGB V, Gesundheitsreformgesetz). Diese Gesundheitsuntersuchung dient zur Früherkennung von Herz-Kreislauf- und Nierenerkrankungen sowie von Diabetes mellitus. Mit der Blutuntersuchung werden nicht nur Fettstoffwechselstörungen (Cholesterin) erfaßt, sondern auch andere Risikofaktoren wie Diabetes mellitus,

Gicht und Nierenfunktionsstörungen. Bei der Urinuntersuchung wird der Eiweißgehalt bestimmt, außerdem die roten und weißen Blutkörperchen sowie mögliche Bakterien im Hinblick auf Nierenerkrankungen.

Die hohe und seit Jahren nahezu unveränderte Herzinfarkt- und Schlaganfallrate sowie die Tatsache, daß jeder zweite bei uns an den Folgen einer Herz-Kreislauf-Erkrankung stirbt, dürften eigentlich Motiv genug sein, diese kostenlose umfassende Vorsorgemaßnahme regelmäßig vom Hausarzt durchführen zu lassen. Risikofaktoren für Herzinfarkt, Schlaganfall, für Arteriosklerose und koronare Herzerkrankungen (KHK), speziell aber auch für Fettstoffwechselstörungen wie zu hohe Cholesterin- und Triglyceridwerte im Blut sind relativ einfach abbaubar! Es ist ein Fehler, die Bestimmung der Blutfettwerte zu lange hinauszuschieben oder gar bis zu den ersten Herzbeschwerden zu warten. Denn bei Fettstoffwechselstörungen und Arteriosklerose handelt es sich um einen über Jahre verlaufenden Prozeß, der bereits in der Kindheit – meistens durch falsche Ernährung – einsetzen kann. Der Jerusalemer Lipidforscher Professor Yezechiel Stein stellte in einer noch laufenden Studie (PDAY-Studie, 1993) fest, daß die individuellen Cholesterinanstiege und die daraus resultierenden Fettstoffwechselstörungen nicht kontinuierlich im Lebenslauf, sondern sprunghaft in einer relativ frühen Lebensphase zwischen dem 17. und 35. Lebensjahr stattfinden. Er empfiehlt daher, gerade junge Menschen zwischen dem 17. und 22. Lebensjahr wiederholt zu untersuchen, um diejenigen herauszufiltern, bei denen der Cholesterinwert überproportional steigt. Diese jungen Menschen sollten dann eine eingehende Ernährungs- und Verhaltensberatung erhalten, um späteren Erkrankungen vorzubeugen.

Vorsorge und – wenn nötig – möglichst frühzeitige Behandlung von Fettstoffwechselstörungen schützen vor Arteriosklerose und ihren Folgeerkrankungen wie Herzinfarkt und Schlaganfall. Achten Sie deshalb auf folgende Punkte:

- Bei Werten über 200 mg/dl Gesamtcholesterin ist es wichtig, die Höhe der HDL- und LDL-Cholesterinwerte zu kennen.
- Für bestimmte Risikogruppen empfehlen die Ärzte, schon in der Kindheit, spätestens mit 20 Jahren, Cholesterin- und Triglyceridwerte messen zu lassen.
- Ab dem 35. Lebensjahr sollte jeder regelmäßig einen Gesundheits-Check-up vornehmen und alle zwei Jahre Cholesterin prüfen lassen.
- Ab dem 40. Lebensjahr alle ein bis zwei Jahre Gesamtcholesterin und Triglyceridspiegel messen lassen!

Die magische Zahl 200

Zur Entscheidung der Frage, ab wann Lipidwerte als erhöht und damit als Risikofaktoren anzusehen sind, haben sich die Wissenschaftler weltweit auf die Zahl 200 mg/dl als allgemeingültige Grenze zwischen »normal« und »erhöht« festgelegt. Dazu wird der Gesamtcholesterinspiegel, das heißt die Höhe der LDLs, HDLs und Triglyceride im Blutserum, gemessen, und zwar in Milligramm (mg) pro 100 Milliliter = 1 Deziliter (dl).

Liegt der Gesamtcholesterinspiegel über 200 mg/dl, so raten die Ärzte, LDL- und HDL-Spiegel separat zu messen und auch die Triglyceridwerte festzustellen (deren Messung übrigens der Check-up nicht einschließt!). Das hat folgende Gründe: Das LDL eines Erwachsenen sollte unter 160 mg/dl liegen und – das ist sehr wichtig – das HDL über 35 mg/dl. Hat beispielsweise jemand einen (Gesamt-)Cholesterinspiegel von 220 mg/dl, wovon das HDL 60 mg/dl ausmacht, so ist er weitaus weniger infarktgefährdet als derjenige, dessen HDL-Werte nur 20 mg/dl bei einem Gesamtcholesterinspiegel von 220 mg/dl betragen. HDLs, das wissen wir inzwischen, gleichen in bestimmtem Maße die Wirkung der ungünstigen LDLs aus, indem sie für den Abtransport von Cholesterin aus den Zellen und der Gefäßwand sorgen. Wichtig ist deswegen, das Verhältnis von LDL- zum HDL-Cholesterin herauszufinden.

Inzwischen plädieren viele Ärzte sogar schon für eine »Kindergartenuntersuchung«, und zwar besonders bei Kindern, deren Eltern erhöhte Cholesterin- und/oder Triglyceridspiegel aufweisen oder in deren Familie ein Eltern- oder Großelternteil beispielsweise an Herz- oder Hirninfarkt gestorben ist. Bei diesen Kindern spielt die *Prophylaxe* (Vorsorge) eine entscheidende Rolle, da sie durch nicht beeinflußbare, also genetische Risikofaktoren (siehe Seite 66) vorbelastet sein können.

Wenn die Werte zu hoch sind

Was ist zu tun, wenn der Gesamt-Cholesterin- und/oder der Triglyceridspiegel zu hoch sind? Die erste und wichtigste Gegenmaßnahme ist immer eine Ernährungsumstellung, sowohl bei Hypercholesterinämie als auch bei Hypertriglyceridämie. Die zweite nicht medikamentöse Maßnahme besteht aus viel Bewegung und Sport. Beide Schritte senken zu hohe Lipidwerte. In einem dritten Schritt wird versucht, die anderen Risikofaktoren auszuschalten, da diese sich ja mit Fettstoffwechselstörungen potenzieren. Beispielsweise stehen niedrige HDL-Cholesterinspiegel überproportional häufig im Zusammenhang mit Zigarettenrauchen, Übergewicht und erhöhten Triglyceriden (PROCAM-Studie). Dabei sollten die schützenden HDLs doch möglichst hoch sein!

Die weltweit empfohlenen und dem neuesten Stand der Wissenschaft entsprechenden Richtlinien und Meßwerte in bezug auf Fettstoffwechselstörungen:

- Bei Kindern und Jugendlichen darf der LDL-Spiegel nicht höher als 100 mg/dl sein.
- Bei Erwachsenen zwischen 18 und 29 Jahren sollte der Gesamtcholesterinspiegel unter 180 mg/dl liegen.
- Bei Erwachsenen über 30 Jahren sollte der Cholesterinspiegel 200 mg/dl nicht übersteigen.
- Der Triglyceridspiegel des Blutes sollte möglichst niedrig sein und auf jeden Fall weniger als 200 mg/dl betragen.
- Bei erhöhten Triglycerid- und/oder Cholesterinwerten von jeweils über 200 mg/dl sollten HDL- und LDL-Werte separat gemessen werden. Dasselbe gilt für Risikopersonen. Das HDL-Cholesterin muß mindestens 35 mg/dl betragen, das LDL-Cholesterin sollte unter 160 mg/dl liegen.
- Liegt der HDL-Wert unter 35 mg/dl, muß er angehoben werden, gegebenenfalls medikamentös.
- Liegt der LDL-Cholesterinwert zwischen 160 und 190 mg/dl oder das Gesamtcholesterin zwischen 200 und 240 mg/dl, müssen sofort diätetische Maßnahmen ergriffen werden, ebenso bei einem Triglyceridspiegel über 200 mg/dl.
- Ein LDL-Spiegel über 190 mg/dl oder ein Gesamtcholesterinspiegel ab 240 mg/dl aufwärts gilt als pathologisch, also bereits als krankhaft, und muß mit einer Spezialdiät sowie gegebenenfalls mit Medikamenten gesenkt werden.
- Diese Richtlinien gelten nur für Menschen, die keine zusätzlichen Risikofaktoren aufweisen (Rauchen, Übergewicht, Bluthochdruck oder erhöhte Harnsäurewerte).
- Bei Personen mit weiteren Risikofaktoren sollte der LDL-Spiegel auf 135 mg/dl oder noch tiefer gesenkt werden.
- Bei Patienten mit bereits vorhandener Gefäßschädigung (auch nach Infarkt) muß der LDL-Wert noch stärker, daß heißt bis unter 100 mg/dl

gesenkt und der HDL-Wert möglichst erhöht werden, um ein Fortschreiten der Gefäßerkrankung und damit die Gefahr eines (zweiten) Infarktes zu verhindern.

Risikofaktor Bluthochdruck

Bluthochdruck, medizinisch Hypertonie, ist ein wichtiger Auslöser für *Arteriosklerose* und *koronare Herzkrankheiten*. Für den Schlaganfall gilt er als der bedeutendste Risikofaktor. Rund 70 Prozent derjenigen, die an Herz- und Kreislaufkrankheiten starben, hatten einen Bluthochdruck, und schätzungsweise jeder vierte bis fünfte erwachsene Bundesbürger leidet daran, ohne es in jedem Fall zu wissen (siehe Seite 49). Von den Personen, die um ihren Hochdruck wußten, wurden nur ein Drittel der Männer und die Hälfte der Frauen so behandelt, daß sie normale Blutdruckwerte erreichten. Hinzu kommt, daß nur jeder fünfte die verordneten Medikamente regelmäßig und genau nach Anweisung einnimmt. Erst wenn sich eine der verheerenden Folgeerkrankungen – Schlaganfall, Herzinfarkt oder Nierenversagen – bemerkbar macht, wird schließlich etwas unternommen.
Bluthochdruck ist eine Krankheit, die zwar behandelbar, nicht aber »heilbar« ist. Denn nur bei etwa einem Fünftel der Hochdruck-Patienten entsteht die Hypertonie als Folge einer Grunderkrankung wie beispielsweise Nieren- oder Stoffwechselleiden, was als *sekundäre Hypertonie* bezeichnet wird. Dagegen leiden 95 Prozent an einer *primären* oder *essentiellen Hypertonie*, das heißt, ihr Bluthochdruck ist *nicht* die Folge einer einzelnen Krankheit oder Störung.
Warum ist eine Hypertonie so gefährlich? Die meisten Betroffenen merken von ihrem Hochdruck nichts, ganz im Gegenteil. Hypertoniker wirken oft besonders aktiv und fühlen sich dabei wohl. Es ist aber erwiesen, daß bereits eine leichte, nicht behandelte Blutdruckerhöhung die Lebenserwartung verkürzt. Das Tückische am Hochdruck ist die ernst zu nehmende Erkrankung des Herz-Kreislauf-Systems, die schwere Folgeschäden nach sich ziehen kann. Mit der Zeit schädigt der ständige Hochdruck Herz und Gefäße und führt zu *Herzmuskelschwäche, Durchblutungsstörungen* der Herzkranzgefäße mit *Angina pectoris,* zu *Herzrhythmusstörungen, Durchblutungsstörungen der Gliedmaßen* und zu *Nierenschrumpfung,* vor allem aber zu massiven Gefäßschädigungen mit der Folge von Hirninfarkt und Herz-

infarkt. Eine Hypertonie ist lebensbedrohend, im Gegensatz zu der anlage-
bedingten Blutdrucksenkung (Hypotonie), die zwar Beschwerden macht,
aber keine tödlichen Folgen hat.

Hochdruckpatienten erleiden vier- bis zehnmal häufiger einen Schlaganfall
als Personen mit normalem Blutdruck. Dabei spielt es keine Rolle, ob nur
der systolische oder der diastolische oder beide Blutdruckwerte erhöht
sind. Ein Schlaganfall hat dieselben Risikofaktoren wie ein Herzinfarkt, nur
die Reihenfolge ist in ihrer Wertigkeit, sprich Gefährlichkeit, verändert.
Beim Hirninfarkt steht an erster Stelle die Hypertonie, gefolgt von Arteriosklerose, Diabetes mellitus, Rauchen und Übergewicht. Alle letztgenannten Risikofaktoren sind zugleich wiederum Auslöser für einen Bluthochdruck. Und wie beim Herzinfarkt potenzieren sich auch hier die Risiken: Rauchen allein erhöht das Schlaganfallrisiko um das Dreifache, Bluthochdruck um den Faktor vier, und bei einer Kombination beider Faktoren ist das Risiko eines Schlaganfalls schon 18- bis 20fach erhöht.

So entsteht Bluthochdruck

Bei einer Erhöhung des Blutdrucks spielen verschiedene (Risiko-)Faktoren
zusammen – und gegeneinander. Beispielsweise erhöht Alkohol den Blutdruck und fördert das Übergewicht. Fast jeder Übergewichtige hat also
einen zu hohen Blutdruck, aber auch zu hohe Cholesterin- und/oder
Triglyceridwerte.

Man weiß, daß Alkohol – besonders regelmäßiger Alkoholgenuß – den systolischen Blutdruck ansteigen läßt. Verzichtet ein Hypertoniker völlig auf
Alkohol, so sinken die Blutdruckwerte (und die Triglyceride) oft innerhalb
kurzer Zeit wieder in den Normalbereich.

Entsprechend läßt sich bei vielen übergewichtigen Hochdruckkranken der
Blutdruck allein durch eine Gewichtsreduktion normalisieren – und damit
auch der Cholesterinspiegel senken.

Hypertonie zählt, wie Fettstoffwechselstörungen und Arteriosklerose,
ebenfalls zu den »Wohlstandskrankheiten«. Das sieht man schon daran,
daß es während des Krieges und in der Nachkriegszeit kaum Hypertoniker gab.

Was passiert bei einer Hypertonie? Warum ist sie auf Dauer lebensgefährlich? Professor Peter Mathes erklärt dies so:»In den Gefäßen herrscht
normalerweise eine glatte Strömung, die trotz der vielen Verzweigungen

des Gefäßsystems zu wenig Wirbelbildungen Anlaß gibt. Anders beim hohen Blutdruck. Hier werden durch Turbulenzen an den Gefäßverzweigungen höhere Schwerkräfte wirksam, die die Gefäßwand schädigen und damit die Eintrittspforte für die Ablagerung von Cholesterinkristallen bilden. Bei einem Patienten mit hohem Blutdruck sind daher häufig nicht nur die Herzkranzgefäße, sondern auch andere Gefäßgebiete, wie zum Beispiel die Hirngefäße und die Arterien der Beine, von diesen Veränderungen betroffen.«

Wann liegt Bluthochdruck vor?

Ab welchen Blutdruckwerten spricht man eigentlich von einer Hypertonie? Bei einer Blutdruckmessung werden immer zwei Werte angegeben: Zuerst der höhere, der sogenannte systolische, dann der niedrigere, der diastolische Blutdruck.

Der *systolische* Meßwert gibt an, mit welchem Druck das Blut vom Herzen während der Systole durch die Adern gepumpt werden muß, um eine ausreichende Durchblutung zu gewährleisten. Der *diastolische* Druck wird vom Durchmesser der Blutgefäße und hier vor allem von den zahlreichen kleinen arteriellen Blutgefäßen, den Arteriolen, bestimmt. Diese können sich verengen oder erweitern und so den Blutdruck regulieren. Sind diese Gefäße verengt, steigt der Blutdruck darin an. Das Herz muß folglich gegen einen höheren Widerstand mit mehr »Druck« pumpen.

Abgelesen werden Blutdruckwerte, gemessen im Stehen, Sitzen oder Liegen, wie bei einem Barometer in Millimetern an einer Quecksilbersäule (mmHG). Nach den Richtlinien der Weltgesundheitsorganisation (WHO) gelten für den Blutdruck folgende Meßwerte:

Bis 140/90 mmHG	= normaler Blutdruck,
140/90 bis 160/90 mmHG	= Grenzwert-Hypertonie,
Werte über 160/95 mmHG	= Bluthochdruck.

Bei Jugendlichen sind die Werte entsprechend niedriger anzusetzen, jenseits des 60. Lebensjahres kann es zu einer Erhöhung des oberen Wertes kommen, wobei bei Frauen der systolische Blutdruck meist etwas steiler ansteigt als bei Männern. Die »Deutsche Liga zur Bekämpfung des hohen Blutdrucks« nennt als oberste Normgrenze für den systolischen Blutdruck die Zahl der Lebensjahre plus 100, maximal 180 mmHG, für den diastolischen Druck 90 mmHG bis zu sechzig Jahren und 100 mmHG über sechzig Jahre.

Schwankungen der Blutdruckwerte kommen immer vor, auch bei Gesunden. Sie sind zunächst kein Grund zur Beunruhigung. Denn der Blutdruck muß sich ja verändern, um den Körper in jeder Situation bedarfsgerecht mit Sauerstoff und Nährstoffen versorgen zu können. Das heißt, in Ruhe ist der Blutdruck meist niedriger, bei körperlicher Belastung, aber auch bei seelischen Aufregungen (Streß, Ängste, Ärger) können die Ideal-Werte zeitweilig überschritten werden. Liegen die Druckwerte jedoch deutlich und anhaltend höher und bilden sie sich erst nach einer längeren Zeitspanne zurück, sollte man unbedingt einen Arzt aufsuchen.

Von einer *labilen Hypertonie* spricht man, wenn erhöhte Werte sich zeitweilig wieder normalisieren. Als *stabile Hypertonie* wird bezeichnet, wenn bei allen Messungen stets erhöhte Werte gefunden werden.

Als die wichtigsten beeinflußbaren Risikofaktoren für die Entstehung einer Hypertonie und damit auch für eine Arteriosklerose gelten: Übergewicht (über 20 Prozent des Sollgewichts), erhöhter Alkoholkonsum (über 30 Gramm/Tag), erhöhter Kochsalzkonsum (über fünf bis sechs Gramm/Tag), Bewegungsmangel und Rauchen.

Zehn Regeln für Hochdruck-Patienten (»Deutsche Liga zur Bekämpfung des hohen Blutdrucks«, Informationen und Adressen unter der Nummer 0 62 21/18 10 88):
1 Regelmäßig den Blutdruck kontrollieren.
2 Übergewicht vermeiden.
3 Mit Kochsalz sparsam umgehen.
4 Regelmäßig Kreislauftraining betreiben.
5 Konsequente Behandlung nach Anweisung des Arztes.
6 Rauchen einstellen.
7 Alkoholgenuß einschränken.
8 Hetze und Streß vermeiden.
9 Für ausreichend Schlaf und Entspannung sorgen.
10 Vorsicht bei raschem Klimawechsel und Flugreisen.

Übergewicht

Eine Gewichtszunahme ereilt uns nicht über Nacht, sondern wir bauen unser Gewicht allmählich über Monate und Jahre, Kilogramm für Kilogramm, auf. Doch gerade diese langsame Zunahme gibt einem auch die

Chance, früh- und rechtzeitig mit etwas Selbstdisziplin einzugreifen. Die häufigsten Ursachen von Übergewicht sind das Vielessen – wir haben nicht mehr den Kalorienbedarf wie unsere Vorfahren, die noch körperlich schwer arbeiten mußten! – und die falschen Lebensmittel. Als Faustregel für das richtige Gewicht gilt der sogenannte Broca-Index:

$$\text{Körpergröße in Zentimeter}$$
$$\text{minus hundert}$$
$$= \text{Normalgewicht in Kilogramm.}$$

Dabei sind Abweichungen nach oben oder unten von zehn bis 15 Prozent abhängig von der genetischen Veranlagung, vom Knochenbau und von der Muskulatur. Das heißt, das Normalgewicht einer Frau von 165 Zentimetern liegt zwischen 53 und 66 Kilogramm, bei einem 180 Zentimeter großen Mann zwischen 68 und 84 Kilogramm. Ein Übergewicht von 20 Prozent reduziert die Lebenserwartung bereits um 25 bis 33 Prozent, ein Übergewicht von 30 Prozent läßt die Lebenserwartung um 50 Prozent sinken.

Wissenschaftler haben vor einiger Zeit festgestellt, daß auch die Verteilung des Körperfettes in gewisser Weise Aufschluß gibt über das Risiko einer arteriosklerotischen und Herz-Kreislauf-Erkrankung (waist/hip-ratio) mit all den gefährlichen Folgeerscheinungen. Und zwar sind Menschen mit großen Fettdepots im Bauch-Bereich mehr gefährdet als diejenigen, bei denen sich das Fett über den gesamten Körper mehr oder weniger gleichmäßig verteilt. »Rettungsringe« und »Schmerbäuche« sind also sowohl unästhetisch als auch ziemlich riskant.

Im Vergleich zu einem Normalgewichtigen hat der Übergewichtige das dreifach erhöhte Risiko, nicht nur an Hypertonie zu erkranken, sondern auch an Diabetes, an Störungen des Fettstoffwechsels und an einem erhöhten Blutharnsäurespiegel zu leiden.

Alkoholkonsum

Auch er läßt den Blutdruck ansteigen. Schätzungen in den USA, in Australien und in der Bundesrepublik haben ergeben, daß fünf bis elf Prozent der primären Hypertonie auf einen täglichen Alkoholkonsum von über 40 Gramm zurückzuführen sind. Wer eine Hypertonie und womöglich noch

Übergewicht hat, sollte seinen Alkoholkonsum auf ein Minimum beschränken. Dabei entsprechen

• einem Liter Wein etwa 100 Gramm Alkohol,
• einem Liter helles Bier etwa 40 Gramm Alkohol und
• einem Liter Schnaps etwa 400 bis 500 Gramm Alkohol.

Vergessen Sie dabei nicht: ein Gramm Alkohol liefert 7,2 Kilokalorien!

Salzkonsum

In den Industrieländern liegt die Kochsalzaufnahme fünf- bis zehnmal über dem physiologisch notwendigen Bereich, nämlich bei rund 15 Gramm pro Tag. Es würde für unseren Organismus genügen, täglich zwei Gramm Salz aufzunehmen. Dabei handelt es sich nicht nur um das Salz bei der Essenszubereitung oder beim Nachsalzen, sondern auch um die versteckten Salze, die wir, angefangen beim Brot, über Konserven und Käse bis hin zu Fertiggerichten und Wurstwaren zu uns nehmen. Hier hilft nur eines: Möglichst viele Mahlzeiten selbst zubereiten und auf Salz weitgehend verzichten – würzen läßt sich auch hervorragend mit Kräutern. Wird Salz verwendet, sollte man – weil Deutschland zu den Jodmangelgebieten zählt – zu jodiertem Speisesalz greifen, um Schilddrüsenerkrankungen vorzubeugen.

Eine erhöhte Kochsalzzufuhr verstärkt die Empfindlichkeit der Adernwände für körpereigene Substanzen, welche – neben arteriosklerotischen Ablagerungen – die Engstellung der Adern steuern. Die Verengung der Adern führt stets dazu, daß das Herz stärker arbeiten muß, um den zusätzlichen Widerstand zu überwinden. Bei übermäßiger Salzzufuhr muß das Herz noch mehr arbeiten: Salz bindet Wasser und vermehrt damit die Körperflüssigkeit insgesamt, was sich übrigens auch im Gewicht bemerkbar macht. Diese Mehrbelastung kann nach einiger Zeit zu einer Schwächung des Herzmuskels führen (siehe Seite 83. Herzinsuffizienz).

Bewegungsmangel

Schon sehr lange weiß man, daß körperliche Bewegung einen günstigen Einfluß auf koronare Herzkrankheiten hat. Gerade regelmäßiges körperliches Ausdauertraining senkt den Blutdruck, erhöht die schützenden HDL-

Werte, senkt die LDL- und Triglyceridwerte und verringert so deutlich das Infarktrisiko. Zwischen dem vierzigsten und sechzigsten Lebensjahr steigt die Infarkthäufigkeit bei körperlich inaktiven Menschen um das Vierfache an. Nicht zuletzt unterstützt möglichst viel körperliche Aktivität oder Sport die Gewichtsreduktion, weil zum einen die körperliche Bewegung leichter fällt, zum anderen mehr Energie (Kohlenhydrate) verbraucht wird. So beträgt der durchschnittliche Kalorienverbrauch bei einem Körpergewicht von 75 Kilogramm im Liegen 75 Kilokalorien in der Stunde, beim Gehen 210, beim Schwimmen 330 und beim Radfahren 405 Kilokalorien in der Stunde.

Nun werden viele sagen, daß bei Sport der Blutdruck ansteigt. Das ist richtig. Der Blutdruckanstieg beim Sport hängt ab von der Intensität und der Art der Belastung, von Umwelteinflüssen (zum Beispiel Kälte oder Hitze) sowie von psychischem Streß.

Während einer körperlichen Belastung kommt es bei jedem Menschen zu einem systolischen Blutdruckanstieg als Folge der Steigerung des Herzzeitvolumens. Dieser Blutdruckanstieg ist jedoch beim Hypertoniker stärker ausgeprägt, weil schon der in Ruhe erhöhte periphere Gefäßwiderstand während einer kurzfristigen Belastung nicht entsprechend gesenkt werden kann. Dadurch kann auch der diastolische Blutdruck stärker ansteigen.

Für Hypertoniker eignen sich deswegen mindestens dreimal pro Woche leichte sportliche Betätigungen wie Laufen, Wandern, Radfahren, Schwimmen, Golfspielen, Gymnastik, Skilanglauf, Tanzen, Tennis oder Tischtennis, die man aber nicht als scharfe Wettkämpfe austragen sollte. Kraftsportarten wie Gewichteheben, Geräteturnen, Bodybuilding oder Rudern sind nichts für Hypertoniker. Sie brauchen ein entspannendes Ausgleichstraining für die tägliche Bewegungsarmut und müssen nicht Höchstleistungen erzielen. Und last but not least – es sollte Spaß machen und keinesfalls zwanghaft sein.

Außerdem kann man noch eine ganze Menge »nebenbei« tun, sogar als Nichtsportler, um seinen Blutdruck zu senken: Treppen benützen, zum Einkaufen laufen, einen Einkaufskorb tragen und auch einmal den Brief zu Fuß zum nächsten Postamt bringen oder einfach mal eine halbe oder eine volle Stunde zügig an der frischen Luft laufen.

Auf jeden Fall sollten Sie aber als Hypertoniker die Intensität Ihres Trainingsprogramms und, falls Sie mit einem neuen Sport beginnen wollen, die Art der sportlichen Betätigung mit Ihrem Arzt besprechen. Suchen Sie sich die Ausdauersportarten aus, die Ihnen zusagen. Und noch etwas –

haben Sie Geduld! Fangen Sie mit Ihrem Trainingsprogramm langsam an, und steigern Sie es allmählich. Herz und Kreislauf brauchen Zeit, um sich anzupassen.

Risikofaktor Rauchen

»Rauchen ist der Hauptgrund für männliche Impotenz«, behauptete kürzlich der amerikanische Forscher Irving Goldstein. Eine französische Studie unterstützt diese These. Ärzte vom »Centre d' Etudes et de Recherche de l'Impuissance« in Paris hatten impotente Männer untersucht. Acht von zehn wiesen Schädigungen der Blutgefäße auf, die die Blutzufuhr in den Penis verminderten. Als Hauptgründe stellten die Ärzte Rauchen und eine zu fetthaltige Ernährung fest. Dabei handelte es sich bei diesen Patienten keineswegs um Greise. Das Alter der ausgebrannten Casanovas lag im »besten Mannesalter«, bei 30 bis 50 Jahren.

Und nun die gute Nachricht, um auch wieder auf das eigentliche Thema zurückzukommen: Wenn die Blutgefäße nicht mehr mit Schadstoffen aus dem Tabakrauch und (ungutem) Fett belastet werden, erholen sie sich im Laufe der Zeit wieder. Um des Mannes bestes Stück wieder aufzurichten, empfehlen Ärzte das gleiche wie bei der Infarktprophylaxe: Fettärmer essen und nicht mehr rauchen.

Professor Peter Mathes bezeichnet Rauchen als einen der schädlichsten Risikofaktoren für sämtliche Gefäßerkrankungen, und zwar für alle Altersgruppen, für Frauen wie für Männer. Das Herz schlägt rascher und stärker, der Blutdruck steigt, und damit benötigt der Herzmuskel vermehrt Sauerstoff. Sowohl in den großen wie auch in den kleinen Arterien führt Rauchen zu einer Verengung und damit zu einer Drosselung der Blut- und Sauerstoffversorgung des Hirngewebes. Gleichzeitig werden durch die Inhalation des in den Zigaretten enthaltenen Kohlenmonoxids zehn bis 15 Prozent aller roten Blutkörperchen ihres Sauerstoffs beraubt. Die Fließeigenschaften und die Gerinnungsbildung des Blutes verändern sich, und besonders davon betroffen sind die Thrombozyten, die sich jetzt sogar an die normale Gefäßwand anlagern. Mit Einsatz des Elektronenmikroskops kann man nachweisen, daß der Rauch einer einzigen Zigarette genügt, um ganze, vorher völlig glatte Gefäße mit einem dichten Netz von Blutplättchen zu überziehen. Besonders schlimm wirkt sich dieser Vorgang aus, wenn bereits durch Cholesterin- und Kalkablagerungen vorhandene

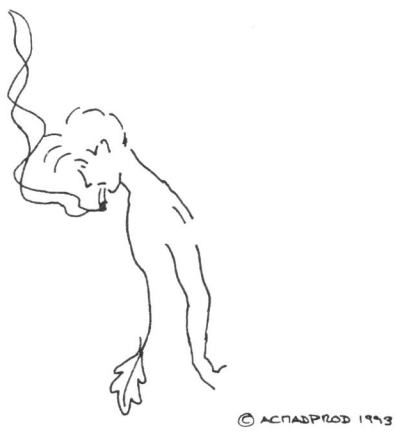

© ACMADPROD 1993

Plaques in den Arterien durch die zusätzliche Ablagerung von Blutplättchen an Dicke und Höhe zunehmen. Gefährlich sind zudem die im Ziga-
rettenrauch enthaltenen Teerprodukte, die mit hoher Wahrscheinlichkeit
krebserregend wirken. Wer täglich zwanzig Zigaretten raucht, schluckt
pro Jahr etwa eine halbe Kaffeetasse Teer. Raucher leiden gleichzeitig viel
häufiger an chronischer Bronchitis (Bronchialschleimhautentzündung) als
Nichtraucher.

Erhöhte Risiken auf ganzer Linie

Rauchen verdoppelt nicht nur das Risiko, überhaupt an einem Infarkt zu
erkranken, sondern läßt dieses Ereignis im Durchschnitt auch zehn Jahre
früher eintreten als bei Nichtrauchern. Das Risiko, an einer koronaren
Herzkrankheit (KHK) zu sterben, ist bei Zigarettenrauchern dreimal
höher als bei Nichtrauchern. Rauchen erhöht das LDL und erniedrigt das
HDL. In Beobachtungsstudien, wo Raucher mit Ex-Rauchern verglichen
wurden, stellte man fest, daß Überlebende eines Herzinfarktes, die das
Rauchen aufgegeben hatten, weitaus weniger Risiken für einen erneuten
Infarkt hatten als Patienten, die weiterrauchten. Man weiß inzwischen
auch, daß ein Einstellen des Rauchens andere Folgeerscheinungen der
koronaren Herzkrankheit verhindert wie Angina pectoris, dekompensier-

55

te Herzinsuffizienz (Versagen der Pumpfunktion des Herzens zum Beispiel bei Klappenfehlern), Claudicatio intermittens (Schmerzen, Krämpfe und Schwäche beim Gehen, die nach Gehpausen nachlassen, im Volksmund als »Schaufensterkrankheit« bekannt) sowie Durchblutungsstörungen der Beine (AVK).

Diese Warnungen und Tatsachen gelten generell für alle Formen des Rauchens, wenn auch der Genuß von Pfeifen oder Zigarren etwas weniger schädlich als der von Zigaretten zu sein scheint. Keine Alternative sind »leichte« Zigaretten. Bei ihnen inhaliert der Raucher meist stärker, um seinen Nikotinbedarf zu befriedigen und erhöht damit eher noch das Infarktrisiko.

Daß Rauchen für Frauen besonders schädlich ist, weiß eigentlich jede Frau. Im Durchschnitt kommt eine Raucherin früher in die Wechseljahre als eine Nichtraucherin. Gewarnt wird stets vor der Kombination von »Pille« und Rauchen, obwohl niedrig dosierte Antibabypillen mit einem Östrogenanteil unter 50 Mikrogramm und neu entwickelten Gestagenen (Keimdrüsenhormone) wie Desogestrol keine unerwünschten Auswirkungen auf die Lipide, dagegen einen positiven Einfluß auf das HDL-Cholesterin haben. Dennoch ein Wort speziell an die Raucherinnen:

• Neun von zehn Frauen mit Herzinfarkt sind Raucherinnen.
• Raucherinnen kommen wesentlich früher in die Wechseljahre als Nichtraucherinnen (52 bis 56 Jahre). Nach den Wechseljahren nimmt jedoch das KHK- und das Infarktrisiko für Frauen um ein Mehrfaches zu.
• Rauchen bewirkt eine schlechtere Blutversorgung des Gewebes und besonders bei Frauen eine frühere Alterung der Organe und speziell der Haut.

Generell ist der Verzicht auf das Rauchen eine wichtige gefäßschützende Maßnahme, weil die nikotinbedingte Schädigung des Endothels sowie die Aktivierung der Thrombozyten und die Hemmung der Fibrinolyse vermieden werden kann.

Risikofaktor Zuckerkrankheit und Metabolisches Syndrom

Fast könnte man sagen, daß auch die Zuckerkrankheit, der Diabetes mellitus, eine »Wohlstandserkrankung« ist, die auf einem Mangel des Bauchspeicheldrüsenhormons Insulin beruht.

56

Den *Typ-I-Diabetes,* früher als »jugendlicher Diabetes« bezeichnet, bekommen im allgemeinen Kinder und Heranwachsende. Aber nur etwa zehn Prozent aller Zuckerkranken sind Typ-I-Diabetiker.

Den *Typ-II-Diabetes* nannte man früher »Altersdiabetes«, weil er meist erst ab einem Alter von etwa vierzig Jahren auftritt.

Diabetes ist eine erbliche chronische Stoffwechselerkrankung, die man nicht heilen, aber unter Kontrolle halten kann.

Auslöser des Diabetes mellitus ist fast immer zu üppiges und zu fettes Essen, und sein Hauptrisikofaktor ist Übergewicht beziehungsweise Fettsucht *(Adipositas).* Oft dauert es Jahre, bis die ersten Symptome zum Vorschein kommen: Die Betroffenen leiden unter Durst, haben einen vermehrten Urinabgang, fühlen sich matt und antriebslos, empfinden Heißhunger, sind nervös, und kleinere Verletzungen heilen sehr schlecht ab.

Das Metabolische Syndrom

In letzter Zeit hört man im Zusammenhang mit einem Diabetes häufig vom *Metabolischen Syndrom* oder *Syndrom X.* Im Grunde genommen ist es nichts anderes als der Prototyp aller Zivilisationskrankheiten, ein Wohlstandssyndrom, der Preis unvernünftiger Ernährung und eines ungesunden Lebensstils. Sein Charakteristikum ist ein Bündel mehr oder weniger gemeinsam auftretender Störungen, die alle geradezu gezielt zur Arteriosklerose und den Folgeerkrankungen führen: Glukoseunverträglichkeit, Fettstoffwechselstörung *(Hyperlipidämie),* Fettsucht *(Adipositas),* Harnsäurevermehrung im Blut *(Hyperurikämie),* Bluthochdruck. Es beginnt mit einer angeborenen Unterempfindlichkeit gegenüber dem körpereigenen Insulin. Infolge von Übergewicht beziehungsweise Adipositas und Bewegungsmangel erwirbt der Patient eine Insulinresistenz und damit eine *Hyperinsulinämie* (erhöhte Ausschüttung von Insulin); das heißt, diese Unterempfindlichkeit gegenüber dem eigenen Insulin führt zunächst zu einer gesteigerten Sekretion von Insulin, die vorübergehend verhindert, daß der Patient bereits zu diesem Zeitpunkt diabetisch wird. Die Hyperinsulinämie dient also im Moment noch der Normalisierung der sonst erhöhten Blutzuckerwerte.

Gleichzeitig hat aber dieses »Tandem« Insulinresistenz/Hyperinsulinämie verschiedene Nachteile: Das Entstehen eines Bluthochdrucks wird gefördert und dabei eine Fettstoffwechselstörung in die Wege geleitet, indem das HDL-Cholesterin sinkt und sich die Triglyceride erhöhen. Schon in dieser Phase, bevor sich also ein Typ-II-Diabetes manifestiert, lagern sich vermehrt Lipide in die Gefäßwände ein, die Arteriosklerosebildung nimmt rapide zu. Nach neuesten wissenschaftlichen Erkenntnissen ist auch die Zusammensetzung der Lipoproteine beim Diabetiker anders als beim Gesunden: Kleine, die Arteriosklerose besonders fördernde Partikel treten bei Diabetikern vermehrt auf, so daß eine Erhöhung der Cholesterinwerte bei ihnen ein noch größerer Risikofaktor für eine koronare Herzkrankheit (KHK) ist als bei Nichtdiabetikern. Bei gleichen Cholesterinwerten habe, so berichtete Prof. G. Steiner aus Toronto beim Europäischen Atherosklerosekongreß 1993 (Jerusalem), der Diabetiker ein etwa 3,5fach höheres Risiko, an KHK zu sterben, als ein Nicht-Diabetiker. Meist sind auch die Triglyceridwerte erhöht.

Eine weitere Schwierigkeit für den Diabetiker ist, daß Hyperinsulinämie das vorhandene Fett sozusagen konserviert und den Appetit zusätzlich anregt. Eine Gewichtsreduktion bei übergewichtigen Diabetikern – dringend notwendig, aber weitaus schwieriger als bei Nichtdiabetikern – beansprucht sehr viel Disziplin.

Was der Arzt tun kann

Hier kann nur der Arzt mit einem individuell zugeschnittenen Fahrplan helfen, den der Patient unbedingt einhalten sollte. Der Blutzucker muß möglichst frühzeitig gut eingestellt werden und der Patient über eine gezielte Diabetikerdiät sein Gewicht schnellstens senken. Manchmal kann durch eine Normalisierung des Körpergewichts bereits auf Medikamente verzichtet werden.

Durch die Gewichtsreduzierung werden auch der zumeist erhöhte Blutdruck und die Lipidwerte gesenkt. Diabetiker müssen sich möglichst viel bewegen und/oder Sport treiben. Das hilft gleichzeitig gegen Übergewicht und Herzerkrankungen, erhöht die HDL-Werte, senkt den LDL-Spiegel und reduziert die Medikamenteneinnahme.

Außerdem sollten Diabetiker weitere Risikofaktoren ausschalten, beispielsweise müssen sie auf einen möglichst niedrigen Triglyceridspiegel achten, das heißt unter anderem auf Alkohol verzichten, zumindest so lange, bis sich die Werte normalisiert haben.

Hoher Blutdruck und Rauchen sind die beiden Risikofaktoren, die am meisten zu einem frühzeitigen Tod von Typ-II-Diabetikern beitragen. Vor allem männliche Patienten haben ein Sterblichkeitsrisiko, das etwa doppelt so hoch ist wie das der Allgemeinbevölkerung. Das ergab eine französische Studie, in der über 7000 Männer rund 15 Jahre lang beobachtet wurden.

Wie sehen normale Blutzuckerwerte aus?

Normalerweise liegt der Blutzucker im nüchternen Zustand, also vor dem Frühstück, unter 120 mg% (Milligramm pro hundert Milliliter Blut) und steigt auch nach dem Essen nicht über 180 mg% an. Folgende Werte gelten für Typ-I- wie Typ-II-Diabetiker: Von einer Zuckerkrankheit oder einem Diabetes mellitus spricht man, wenn die Nüchternwerte 120 bis 140 mg% und im Tagesverlauf über 200 mg% betragen. Eine gute Einstellung des Blutzuckers (zwischen 120 und 160 mg% im Tagesverlauf) kann das Infarktrisiko des Diabetikers deutlich senken. Denn gegenüber gleichaltrigen Menschen ohne Diabetes ist das Schlaganfallrisiko von Zuckerkranken um das Zwei- bis Dreifache erhöht. Das Risiko ist um so höher, je schlechter der Zucker eingestellt ist. Neben der regelmäßigen Blutzuckerkontrolle, die der Diabetiker täglich durchführen muß, ist es wichtig, Normalgewicht zu halten, den Blutdruck zu normalisieren und Triglycerid- sowie Cholesterinwerte im Blut unter die Grenzwerte zu senken.

Für jeden Diabetiker empfiehlt sich zudem ein regelmäßiges Bewegungsprogramm, weil körperliche Bewegung den Zucker verbrennt.

Risikofaktor erhöhte Harnsäurewerte

Ob erhöhte Harnsäurewerte im Blut (Hyperurikämie) als Einzelfaktor das Risiko für Herz-Kreislauf-Krankheiten steigern, ist noch nicht endgültig geklärt. Erhöhte Harnsäurewerte im Blut sollten aber dennoch sehr ernst genommen werden, weil sie meistens mit anderen Risikofaktoren kombiniert sind.

Hyperurikämie und die daraus resultierende Gicht fallen ebenfalls in die Kategorie »Wohlstandskrankheiten«. Ursache ist eine erbliche Störung des Eiweiß- und Zellkernstoffwechsels, die ausgelöst wird durch zu üppige und falsche Ernährung: zu süß, zu fett und zu purinhaltig. Purine sind notwendige Bausteine aller Zellen, die im Stoffwechsel zu Harnsäure abgebaut werden. Enthält nun die Nahrung zu große Purinmengen, wie das bei Innereien wie Leber, Bries, Hirn, Nieren, Herz oder Lunge (die alle auch sehr cholesterinhaltig sind) der Fall ist, aber auch bei Fleisch, Meeresfrüchten und Hülsenfrüchten, kann es zu Harnsäureablagerungen in Gelenken und in der Niere kommen, weil nicht mehr genügend Harnsäure über die Nieren und teilweise über den Darm ausgeschieden wird. Harnsäurewerte erhöhen sich außerdem bei Übergewicht, regelmäßigem Alkoholgenuß und bei einer relativ eiweißreichen Ernährung.

Bei Männern treten erhöhte Harnsäurewerte etwa zehnmal so häufig auf wie bei Frauen. Normal ist ein Harnsäuregehalt des Blutes von etwa 5 bis 6 mg % bei Männern und von 4 bis 5 mg % bei Frauen. Überschreiten die Werte 7 mg % bei Männern und 6 mg % bei Frauen, so ist neben einer purinarmen Diät nach Ansicht der meisten Ärzte eine medikamentöse Therapie notwendig, um Folgeerkrankungen zu vermeiden.

Hyperurikämie verursacht zunächst keine Probleme. Wer aber einmal eine Gichtattacke, beispielsweise im großen Zeh, erlebt hat, vergißt diesen Schmerz sein Leben lang nicht mehr. Also, abgesehen von erhöhten Harnsäurewerten als möglicher Risikofaktor für Herz-Kreislauf- sowie Nierenerkrankungen, kann man sich allein durch vernünftige Ernährung auch starke Schmerzen in »gichtig verkrümmten« Gelenken relativ leicht ersparen.

Risikofaktor Streß

»Ich habe solchen Streß« – eine Bemerkung, wie man sie heute nicht nur von Berufstätigen kennt, sondern auch von Kindern, Hausfrauen und Rentnern. Es ist auch der Lieblingssatz von mindestens jedem zweiten Patienten, der einen Herz- oder Hirninfarkt erlitten hat. Im Streß zu sein ist geradezu »in«, weil man sonst nicht ernst genommen wird. Wahrscheinlich sind deswegen so viele Menschen sogar am freien Wochenende oder im Urlaub im Streß. Einmal abgesehen davon, daß auch die gute alte und ach so gemütliche Zeit keineswegs »streßfrei« war, die Menschen hatten sogar längere und anstrengendere Tätigkeiten zu verrichten – setzen wir uns nicht oft selbst unter Streß? Gemeint ist damit stets der ungute Streß, der sogenannte Disstreß, das Gegenteil vom angenehmen (und notwendigen) Streß, dem Eustreß (griech. eu = gut).

Mit seiner Arbeit »The Stress of my Life« (Streß meines Lebens) hat der

Austro-Kanadier Hans Selye (1907–1982) den Begriff »Streß« als eine Art Überbegriff für alle Arten von Belastungen wie Kälte, Hitze, Krankheiten, Verletzungen, Überanstrengungen, Aufregung oder Angst in die Medien eingeführt.

Als Streß bezeichnet man heute den (natürlichen) Anteil von Belastungen, den das Leben mit sich bringt und mit dem der Organismus des Menschen, aber auch seine Psyche fertig werden muß. Streß sollte sich jedoch nicht negativ auswirken, sondern als ein Bestandteil des Lebens angesehen werden. So werden durch den Eustreß lebenserhaltende Urreaktionen des Menschen mobilisiert, seine Wachsamkeit, seine Energie und Aktivität, seine Einsatzbereitschaft und das Engagement für Dinge, die im Freude machen, sowie sein Wille zum Überleben. Beim Disstreß werden Aktivität und Aktivierung überzogen, was dazu führt, daß der Mensch »überdreht« reagiert. Denn nicht nur seine körperliche, sondern auch seine seelische Belastbarkeit ist begrenzt. Waren manche Reaktionen bei unseren Vorfahren sinnvoll, können sie uns moderne Menschen bedrohen. Dazu zählt, wenn das vegetative Nervensystem einen in kürzester Zeit in Alarmbereitschaft versetzt und eine Kette von Folgereaktionen auslöst. Da reagiert zum einen das andrenerge System mit seinem Zentrum im Nebennierenmark und läßt durch das Freisetzen von Streßhormonen wie Adrenalin unseren Blutdruck abrupt steigen, den Puls beschleunigen oder auch stocken. Als zweites reagiert – etwas weniger schnell – das System der Nebennierenrinde, das über die Ausschüttung des Hormons Cortisol unsere Energiereserven mobilisiert. Unsere Nerven sind aufs äußerste gespannt, wir sind bereit zum Widerstand. So ein Überschreiten der persönlichen Reizgrenzen mobilisiert einerseits weitere Kräfte, gleichzeitig staut es sämtliche anderen unterdrückten Gefühle auf, bis es zum totalen Zusammenbruch kommt. Eine Folge davon sind Stoffwechsel- und Kreislaufzusammenbrüche, typische psychosomatische Erkrankungen wie Magen- und Darmgeschwüre, Bluthochdruck, Herzinfarkt, Schlaganfall.

Das können Sie gegen Disstreß tun:

- Entspannungs- und Atempausen in der Hektik des Alltags einlegen. Aber nicht mit »Hilfe« von Alkohol, Nikotin oder gar Beruhigungsmitteln, sondern mit geeigneten Übungen.
- Lernen, seine Zeit optimal einzuteilen. Wichtiges hat Vorrang, Unwichtiges muß zurückstehen.
- Überflüssige Streßquellen ausschalten. Dazu gehören ständig laute Musik, unnötige Querelen im Familien- und Arbeitsleben, eintönig lang-

weilige »Entspannung« vor dem Fernseher bis zum Programmschluß, zu viel vorprogrammierte Aktivität während der Freizeit.

* Auch mal die »Seele baumeln lassen« und sich wieder auf innere Werte besinnen.
* Lernen, Niederlagen ohne Selbstmitleid zu verarbeiten. Niederlagen muß jeder mal einstecken.
* Zuversichtlich und positiv denken. Wer Fröhlichkeit und gute Laune ausstrahlt, steckt damit seine Umgebung an und läßt Negatives gar nicht an sich herankommen.

Die San-Francisco-Lifestyle-Studie

Bei dieser Studie (San Francisco Lifestyle Heart-Trial; 1990) spielte der Streßabbau eine wichtige Rolle für die Infarkt-Prophylaxe. An der Studie nahmen 48 Patienten mit koronaren Herzkrankheiten und nachgewiesenen Verengungen der Herzkranzgefäße *(Stenosen)* teil. 28 Patienten *(Interventionsgruppe)* mußten sich an eine strikt vegetarische Diät mit einem Gesamtfettgehalt von zehn Prozent halten; an tierischen Produkten waren nur Eiweiß und fettfreie Milch erlaubt. Die Teilnehmer hatten das Rauchen aufzugeben, täglich eine halbe Stunde spazierenzugehen und außerdem 2mal wöchentlich an einem Streßmanagement (Meditation und Atemübungen) teilzunehmen, um Disstreß abzubauen. Die andere Gruppe (Kontrollgruppe, 20 Patienten) hielt sich an die von der American Heart Association (AHA) empfohlene Ernährung mit einem Fettkonsum von 30 Prozent und sportlicher Betätigung.

Nach einem Jahr hatte sich in der »vegetarischen Gruppe« der mittlere Stenosengrad von 40 auf 37,8 Prozent gesenkt und bei 18 Patienten die durch Plaques verursachten Verengungen deutlich zurückgebildet. Die Angina-pectoris-Attacken verminderten sich insgesamt um 91 Prozent, verliefen kürzer und wenn, dann weniger schwer. In der Kontrollgruppe dagegen erhöhte sich der mittlere Stenosengrad von 42,7 auf 46,1 Prozent. Der Gesamtcholesterinspiegel senkte sich bei der Lifestyle-Gruppe um 24,3 Prozent gegenüber nur 5,3 Prozent bei der Kontrollgruppe, das LDL-Cholesterin um 37 Prozent.

Diese Studie brachte also drei sehr wertvolle Erkenntnisse: Erstens, daß die gültigen Empfehlungen der AHA und des National Cholesterol Education Programm (NCEP) mit 30 Prozent Fettanteil in der Ernährung noch nicht streng genug sind für Koronar- und Hochrisikopatienten. Zweitens, daß eine derart strenge Diät wirkungsvoller oder zumindest genauso effektvoll ist wie ein »medikamentöser« Lipidsenker, der – wie jedes Medikament – auch Nebenwirkungen hat. Und drittens, so einer der mitwirkenden Ärzte, Dr. Dean Ornish, daß das Streßmanagement und der Abbau von negativem Streß einen wesentlichen und nicht zu unterschätzenden Einfluß bei der Sklerosetherapie und damit bei der Verhütung eines Infarktes haben.

Die nicht beeinflußbaren Risikofaktoren für einen Infarkt

Bei den beeinflußbaren Risikofaktoren liegt es in unserem eigenen Ermessen, sie sofort durch ein gesundheitsbewußtes Verhalten zu reduzieren oder total auszuschalten.

Nun gibt es aber auch Risikofaktoren, die wir nicht oder nur mit Hilfe der Medizin – vorausgesetzt, sie werden rechtzeitig festgestellt – beeinflussen können. Dazu zählen:

- Lebensalter,
- Geschlecht,
- bestimmte genetische Dispositionen und
- die Rasse.

Lebensalter

Über Alter und Altern haben Sie bereits im Zusammenhang mit der Arteriosklerose einiges erfahren. Mit zunehmendem Alter werden die Gefäßwände unserer Arterien unelastischer, härter, dicker und weniger durchgängig, nicht zuletzt wegen der Ablagerungen von Kalzium, Cholesterin und anderen Stoffen, die sich im Laufe der Jahrzehnte in den Arterienwänden festsetzen. Damit erhöht sich das Risiko für eine Arteriosklerose und für einen Herzinfarkt.

Aber auch die Häufigkeit von Schlaganfällen nimmt mit dem Alter zu. Ja, man kann sogar sagen, zunehmendes Lebensalter ist der Hauptrisikofaktor für einen Schlaganfall. Während Hirninfarkte bei Personen unter 40 Jahren relativ selten sind, liegt das durchschnittliche Risiko bei 40jährigen noch bei rund 250 Erkrankungen pro 100.000 Menschen und Jahr, vorausgesetzt, sie haben keine anderen schwerwiegenden Erkrankungen wie beispielsweise angeborene Herzkrankheiten, entzündliche Gefäßveränderungen oder Unfälle. Dann steigt es rapide an. Die meisten Schlaganfälle treten zwischen dem 65. und dem 85. Lebensjahr auf, und das Risiko eines 85jährigen ist tausendmal höher als das eines 45jährigen (Krämer, siehe Literaturliste). Ab dem 60. Lebensjahr verdoppelt sich die relative Häufigkeit von Schlaganfällen etwa alle zehn Jahre. Dennoch sind Schlaganfälle keine

»Alterskrankheit«. Denn prinzipiell nehmen im höheren Lebensalter alle Herz- und Gefäßerkrankungen sowie der Blutdruck zu. Erst im Zusammenhang mit Risikofaktoren, beeinflußbaren oder nicht beeinflußbaren, multiplizieren sich die Risiken für Schlaganfall und Herzinfarkt.

Geschlecht

Wie das Alter zählt auch das Geschlecht zu den nicht beeinflußbaren Risikofaktoren. Dabei sind die Männer zunächst im Nachteil. Sie erkranken im allgemeinen früher und häufiger an Arteriosklerose als Frauen, bei denen Herzinfarkt und Schlaganfall bis zum Erreichen des *Klimakteriums* (Wechseljahre) nur äußerst selten auftreten. So haben beispielsweise Untersuchungen an Unfalltoten gezeigt, daß das Ausmaß der arteriosklerotischen Veränderungen an den Herzkranzgefäßen von Frauen denen von zehn bis fünfzehn Jahre jüngeren Männern entspricht.

Die umfangreichste und erste große Untersuchung zur Frage der Häufigkeit von koronaren Herzerkrankungen und deren Folgeerscheinungen, unter anderem auch von Herzinfarkt und Schlaganfall, wurde im Rahmen der *Framingham-Studie* durchgeführt. Seit 1948 und noch heute beobachten und vergleichen Ärzte und Wissenschaftler ständig die freiwillig teilnehmenden Einwohner dieser Stadt in Massachusetts, USA.

In der Altersgruppe 35 bis 44 Jahre ist der Unterschied zwischen Männern und Frauen am deutlichsten, das Verhältnis beträgt 6:1; auf sechs Männer mit koronaren Herzerkrankungen kommt eine Frau. Dieser Unterschied nimmt mit zunehmendem Alter ab – wie Sie sehen, beeinflussen sich auch hier wieder zwei Risikofaktoren: Alter und Geschlecht. In der Altersgruppe 55 bis 64 Jahre beträgt der Unterschied von Frauen zu Männern nur noch 1:2 und liegt bei den über 75jährigen bei beinahe 1:1. Mit etwa 80 Jahren ist das Verhältnis der Erkrankungen zwischen Männern und Frauen gleich groß. Nimmt man alle Altersgruppen zusammen, erkranken Frauen halb so oft an koronarer Herzkrankheit wie Männer. Noch deutlicher ist der Unterschied beim Herzinfarkt: In der Altersgruppe 35 bis 44 Jahre erleiden Männer etwa zehnmal so häufig einen Herzinfarkt wie Frauen. Dann aber, nach den Wechseljahren nimmt das Risiko der Frauen um das Zwei- bis Dreifache zu. Das Durchschnittsalter für die Wechseljahre liegt heute bei etwa 52 bis 56 Jahren. Da Raucherinnen im allgemeinen einige Jahre früher in den »Wechsel« kommen, beginnt durch den Risikofaktor

Rauchen ihr Infarktrisiko vorzeitiger und ist natürlich entsprechend höher. Ende der sechziger Jahre stieg in den USA und später auch bei uns plötzlich die Zahl der Frauen, die einen Herzinfarkt erlitten. Es stellte sich heraus, daß dies mit der Zunahme des Zigarettenkonsums bei Frauen zusammenhing: Starke Raucherinnen starben durchschnittlich zwanzig Jahre früher als Nichtraucherinnen.

Erhöhtes Risiko nach dem Klimakterium

Warum nimmt das Arterioskleroserisiko und das Risiko eines Herzinfarktes oder Schlaganfalles bei Frauen nach den Wechseljahren plötzlich zu? Als Ursache der geringeren Infarkthäufigkeit besonders jüngerer Frauen wird in erster Linie eine Schutzwirkung der weiblichen Geschlechtshormone angenommen, speziell der *Östrogene*. Man weiß dies nicht zuletzt deswegen, weil junge Frauen, denen die Eierstöcke entfernt werden mußten *(Ovarektomie)*, plötzlich ein wesentlich höheres Risiko für einen Herzinfarkt oder Schlaganfall aufwiesen. Nach den Wechseljahren erhöht sich der LDL-Cholesterinspiegel als direkte Folge des Östrogenmangels. Denn zu diesem Zeitpunkt stellt der Körper, besser gesagt, die Eierstöcke, die Produktion von Östrogen allmählich ein.

Substituiert man (das heißt, ersetzt und verabreicht man fehlende, normalerweise im Körper vorkommende Substanzen) die Frauen mit Östrogenen, so senkt sich das Infarktrisiko und damit das Sterblichkeitsrisiko wieder deutlich (siehe Seite 162).

Genetische Disposition

Darunter versteht man ererbte Veranlagungen für eine Arteriosklerose, für einen Bluthochdruck, einen Diabetes, eine Fettstoffwechselstörung und letztendlich für einen Herzinfarkt oder einen Schlaganfall. Es gibt Familien, in denen Schlaganfälle, Herzinfarkte und andere arteriosklerotische Herz-Kreislauf-Erkrankungen relativ häufig und zum Teil auch bereits in jüngeren Jahren auftreten. So geht aus einer amerikanischen Untersuchung hervor, daß das Schlaganfallrisiko von Männern, deren Mutter an einem Schlaganfall starb, auf das Dreifache erhöht war.

Teilweise besteht die Anlage zu Herzinfarkt und Schlaganfall in einer ererbten Störung des Cholesterinstoffwechsels beziehungsweise in Fettstoffwechselstörungen. Menschen mit einer sogenannten »familiären Hypercholesterinämie« haben entweder zuwenig LDL-Rezeptoren oder sie fehlen total, jene »Empfänger« also, die das schädliche LDL-Cholesterin aus dem Blut herausholen. Es handelt sich dabei um einen genetischen Defekt. Eine Veranlagung solcher Art wird fast immer bereits im Kindesalter festgestellt. Familiäre, also schwere, ererbte Hypercholesterinämien sind relativ selten.

Die mischerbige Form *(heterozygote familiäre Hypercholesterinämie)*, bei der dem Kind von einem Elternteil ein verändertes Gen, vom anderen ein normales Gen vererbt wird, kommt etwa bei einem unter 500 Kindern vor. Der LDL-Spiegel im Blutplasma ist schon vor der Geburt doppelt so hoch, wie er sein sollte. Die meisten Menschen mit einer mischerbigen Form erleiden ihre ersten Herzanfälle bereits im Alter von Mitte 30.

Kinder mit einer reinerbigen Form *(homozygote familiäre Hpyercholesterinämie)* – ungefähr eines unter einer Million – erbten von jedem Elternteil ein defektes Gen. Sie haben schon vor der Geburt einen mehr als sechsmal höheren Cholesterinspiegel als ein normaler Mensch und entwickeln koronare Herzkrankheiten bereits in der Kindheit und Jugend. Unbehandelt können sie schon mit 20 Jahren einen Herzinfarkt erleiden.

Aber wie gesagt, hier handelt es sich um Ausnahmen. Dazu kommt, daß ein Kind dieses defekte Gen nicht erben *muß,* sondern *kann.*

Seit einiger Zeit weiß man von einem erblich bedingten Faktor, einem Lipoprotein, genannt Lp(a), das unabhängig vom Cholesterinspiegel ein Risiko für Arteriosklerose und koronare Herzkrankheiten (KHK) anzeigt. Patienten mit einem erhöhten Lp(a)-Wert müssen unbedingt weitere Risikofaktoren wie Rauchen oder falsche Ernährung vermeiden. Außerdem sollte ihr Gesamtcholesterinwert unter 200 mg/dl liegen, da die Kombination von hohem Lp(a) und hohen LDL-Werten das KHK-Risiko potenziert.

Anhand feinster Blutbestimmungen stellt man heute bereits beim Neugeborenen fest, ob es erblich belastet ist oder nicht. Das bedeutet, daß man sofort mit einer entsprechenden Therapie beginnt, um Folgeerkrankungen zu vermeiden. Erbliche Stoffwechselkrankheiten sind zwar sehr selten, aber man kann sagen, daß Menschen, in deren Familien gehäuft Schlaganfälle und Infarkte oder Herzerkrankungen auftreten, eine Veranlagung dazu haben. Deswegen ist es auch wichtig, dem Arzt bei der Anamnese, dem Vorgespräch über frühere Krankheiten, genau Auskunft zu geben, ob beispielsweise ein Elternteil an einer Herzkrankheit leidet oder von den Großeltern jemand an einem Herz- oder Hirninfarkt gestorben ist. Von Interesse ist noch ein weiterer Umstand, den man keinesfalls außer acht lassen sollte: Kinder erben von ihren Eltern nicht nur genetische Bausteine, sondern übernehmen über Elternhaus und Erziehung sehr viele Verhaltensweisen und Lebensgewohnheiten, und zwar gerade die ungesunden Gewohnheiten hinsichtlich Essen, Trinken, Bewegungsmangel und Genußmitteln. So haben dicke, pummelige Kinder meistens auch übergewichtige Eltern. Nicht, weil sie eine Veranlagung dazu geerbt haben, sondern weil sie von Anfang an genauso falsch und vermutlich zu üppig »gefüttert« wurden, wie die Eltern sich selbst falsch ernähren. Dasselbe gilt für Bewegungsmangel.

Rasse

Auch die Rassenzugehörigkeit eines Menschen zählt zu den nicht beeinflußbaren Risikofaktoren. Während Weiße überwiegend Veränderungen an den Halsschlagadern außerhalb des Gehirns haben, treten die Veränderungen bei den Orientalen eher in den Gefäßen innerhalb des Schädels auf. Schwarze zeigen eine Mischung beider Formen. In den USA ist der Bluthochdruck unter der schwarzen Bevölkerung fast zweimal so häufig wie unter der weißen. Schwarze mit Grenzwert- und leichter Hypertonie entwickeln drei- bis viermal häufiger einen schweren Hochdruck als weiße Hypertoniker. Die Mortalität (Sterblichkeit) aufgrund von Hypertonie ist bei der schwarzen Bevölkerung viermal höher als bei der weißen.

Risikofaktor Fibrinogen

Im Zusammenhang mit der Blutgerinnung (siehe Seite 28) wurde bereits erwähnt, daß im Blutplasma Gerinnungsfaktoren wie Fibrinogen, Faktor VII oder Faktor VIII usw. vorkommen. Vor einiger Zeit begann man Vermutungen darüber anzustellen, ob nicht ein Zusammenhang zwischen den Gerinnungsfaktoren und koronaren Herzkrankheiten beziehungsweise der Thrombosebildung und daraus resultierend dem Herz- und Hirninfarkt besteht. Wie stets werden derartige Forschungsaufgaben schließlich durch Studien belegt, wie beispielsweise durch die ECAT-Angina-pectoris-Studie (European Concertes Action on Thrombosis and Disabilities). Darin analysierte man zwischen 1984 und 1987 die Gerinnungsfaktoren von 3.034 Patienten, bei denen wegen einer Angina pectoris eine Koronarangiographie (siehe Seite 96) durchgeführt wurde. Anschließend beobachtete man die Patienten zwei weitere Jahre, um abzuklären, welcher Zusammenhang zwischen Gerinnungsfaktoren und dem Ausmaß der Koronarsklerose besteht und welche Beziehung diese Faktoren zu anderen kardiovaskulären Risikofaktoren haben. Die Studie inklusive Nachbeobachtungsphase ist inzwischen bei 97 Prozent der Patienten abgeschlossen. Es stellte sich heraus, daß ein statistisch eindeutiger Zusammenhang zwischen hohen Konzentrationen des Gerinnungsfaktors Fibrinogen (Vorstufe des Fibrins) im Plasma und einer stenosierenden (einengenden) Koronarsklerose besteht.

Fibrinogen ist nicht nur ein »Marker« einer stenosierenden Erkrankung der Herzkranzgefäße, sondern muß sogar als unabhängiger Risikofaktor für die Entwicklung einer koronaren Herzkrankheit und vor allem eines akuten Herzinfarktes sowie eines Hirninfarktes angesehen werden. Fettarme Diät, körperliche Aktivität und das Einstellen des Rauchens senken die Fibrinogenwerte. Sind gleichzeitig die Triglyceridwerte erhöht, empfehlen Fachärzte eine Behandlung mit Fibraten. Zusammen mit Diät und viel körperlicher Bewegung können erhöhte Fibrinwerte dann bis zu 40 Prozent gesenkt werden.

Ihr persönlicher Risikocheck

Jeder kann sich vor einem Herzinfarkt oder Schlaganfall schützen. Man muß nicht mehr oder nicht weniger tun, als die Risikofaktoren auszuschalten. Sicherlich, vorgegebene Merkmale wie Alter, Geschlecht und genetische Disposition kann man selbst gar nicht oder nur geringfügig beeinflussen. Aber sie sind in Relation zu den vermeidbaren Risiken oft weniger schwerwiegend. Große Chancen dagegen bestehen in der Ausschaltung vermeidbarer Risikofaktoren wie Rauchen, Bluthochdruck, Hypercholesterinämie, Fettstoffwechselstörungen, Übergewicht und Diabetes, die alle in einem engen Zusammenhang mit Herzerkrankungen und Infarkt stehen. Und was ist schwerer, die Ernährung umstellen, Sport treiben und das Rauchen aufgeben oder eines Tages auf die Pflege anderer angewiesen sein oder womöglich Jahre und Jahrzehnte teilweise gelähmt in einem Rollstuhl dahinvegetieren müssen?

Es hilft keinem, Dinge zu beschönigen oder Tatsachen unter den Teppich zu kehren. Nach wie vor sterben bei uns mehr als doppelt so viele Menschen an Herz-Kreislauf-Krankheiten und ihren Folgeerscheinungen wie an Krebs und Verkehrsunfällen zusammen: 1991 waren es in Deutschland 455.774 Menschen, während im selben Jahr 210.537 Menschen an Krebs starben und rund 10.000 durch Verkehrsunfälle. Was helfen die besten Ärzte und die teuersten Medikamente, wenn der Patient selbst nicht bereit ist, einen Teil der Verantwortung für sein Leben – und nicht zuletzt das seiner Familie und der Mitmenschen – zu übernehmen? Jeder sollte einmal darüber nachdenken, wie sehr sich nicht nur das eigene Leben, sondern auch das des Partners und der Angehörigen verändert, wenn jemand durch einen Infarkt zum Pflegefall wird. Von den Kosten ganz zu schweigen.

Dr. Chandra Patel hat für die Deutsche Herzstiftung in Frankfurt a. Main eine Tabelle zusammengestellt, anhand der jeder sein persönliches »Risikoprofil« errechnen kann und gleichzeitig die Möglichkeit hat, im Falle eines oder mehrerer Risiken sein Verhalten schnellstens zu ändern, um sein Infarktrisiko zu senken und auszuschalten.

1 *Alter*   Punktzahl
○ unter 20 Jahren   0
○ 20 bis 40   1
○ 41 bis 55   2
○ über 55   3 ✎

2 *Geschlecht*
○ männlich   1 ﹀
○ weiblich   0

3 *Familiengeschichte*
○ Kein enger Verwandter hatte einen
   Schlaganfall oder Herzinfarkt   0 ·
○ 1 bis 2 enge Verwandte hatten
   im Alter von über 60 Jahren einen
   Schlaganfall oder Herzinfarkt   1
○ 1 bis 2 enge Verwandte hatten
   im Alter unter 60 Jahren einen
   Schlaganfall oder Herzinfarkt   4
○ Mehrere enge Verwandte hatten
   im Alter unter 60 Jahren einen
   Schlaganfall oder Herzinfarkt   6

4 *Persönliche Krankengeschichte*
○ Bisher kein Auftreten von Angina pectoris,
   Schlaganfall oder Herzinfarkt   0 ·
○ Angina pectoris   2
○ Herzinfarkt oder Schlaganfall im Alter
   von über 50 Jahren   4
○ Herzinfarkt oder Schlaganfall unter 50 Jahren   6

5 *Beruf*
○ Berufsfachmann, leitender Angestellter   0
○ Ausgebildeter Arbeiter, Facharbeiter   1 ·
○ Teilweise ausgebildeter
   oder ungelernter Arbeiter   2

71

6 *Diabetes mellitus (Zuckerkrankeit)*
O Hatte nie Diabetes   0 •
O Diabetes im Alter von über 40 Jahren;
   durch Diät kontrollierbar   1
O Diabetes im Alter von über 40 Jahren;
   Tabletteneinnahme   2
O Diabetes, der unter 40 Jahren einsetzte,
   Insulinbehandlung   3

7 *Bluthochdruck*
O Systolischer Druck unter 120 mmHg   0
O 120 bis 139   1
O 140 bis 159   2 •
O 160 bis 199   3
O 200 bis 229   4
O über 230 mmHg   6

Falls Sie Ihren Blutdruck nicht wissen,
Ihr Arzt Ihnen aber folgende Auskunft gab:
O Leichte Hypertonie   3
O Mittelschwere Hypertonie   6

8 *Rauchen*
O Rauchte nie oder gab Zigarettenrauchen
   vor über 5 Jahren auf   0 •
O Pfeifen- und Zigarren- oder ehemaliger
   Zigarettenraucher, vor weniger als 5 Jahren
   aufgehört   1
O Weniger als 10 Zigaretten pro Tag   2
O 11 bis 20 Zigaretten pro Tag   3
O 21 bis 40 Zigaretten pro Tag   4
O über 40 Zigaretten pro Tag   6

9 *Blutfette/Cholesterinspiegel*
O Unter 180 mg/dl (weniger als 4,0 mmol/l)   0
O 180 bis 218 mg/dl (4,9 bis 5,63 mmol/l)   1
O 218 bis 240 mg/dl (5,63 bis 6,20 mmol/l)   2
O 240 bis 268 mg/dl (6,20 bis 6,93 mmol/l)   4 •
O über 268 mg/dl (über 6,93 mmol/l)   6

Falls Sie Ihren Cholesterinwert nicht kennen,
Ihr Arzt Ihnen aber folgende Auskunft gab:
- ○ Leicht erhöht   2
- ○ Mittelmäßig erhöht   4
- ○ Hoch   6

10 *Ernährung* (Verzehr fast aller aufgeführten Lebensmittel einer Gruppe)

- ○ Mindestens einmal Fleisch pro Tag;
  über 7 Eier wöchentlich; täglicher Verzehr
  von Butter und Käse; 300 bis 600 ml Vollmilch;
  über 150 ml Sahne pro Woche   6
- ○ 4- bis 6mal wöchentlich Fleisch;
  4 bis 7 Eier wöchentlich; unter 300 ml Milch
  pro Tag; täglicher Verzehr von Butter   3
- ○ Unter 4mal Fleisch pro Woche;
  2 bis 4 Eier wöchentlich; Fisch, Geflügel
  und mehrfach ungesättigte Fette (zum Beispiel
  Margarine, Sonnenblumenöl, Olivenöl,
  Leinsamenöl); 300 ml Magermilch;
  2- bis 3mal Käse oder Sahne wöchentlich   2 •
- ○ Geflügel und Fisch; gelegentlich Fleisch,
  Käse, Sahne, Butter; unter 3 Eiern wöchent-
  lich, ungesättigte und mehrfach ungesättigte
  Fette (Weichmargarine, Pflanzenöle),
  Magermilch   1
- ○ Vegetarische Nahrung einschließlich Joghurt,
  Magermilch, Hüttenkäse, Nüsse, Vollkorn,
  Bohnen, Getreide, Früchte und Gemüse,
  Sonnenblumen- und andere mehrfach
  ungesättigte Öle und weicher,
  mehrfach ungesättigter Margarine   0

11 *Streß*

- ○ Das Leben ist wie ein ständiger,
  freudloser Kampf; Gefühl, in der Falle zu sitzen   4
- ○ Ständiger Kampf; häufig verärgert,
  gelegentlich Verlust der Kontrolle   3

○ Wiederholte Herausforderung; frustriert,
gelangweilt oder zu wenig Anregung   2
○ Wohltuend herausgefordert, entspannter
und unbekümmerter Umgang mit den
Herausforderungen; Entschlußkraft und Gefühl,
etwas geleistet zu haben   0   '

12 Gewicht
○ Weniger als 4,5 kg Übergewicht   0
○ Zwischen 4,5 bis 11,5 kg Übergewicht   2   '
○ Über 11,5 kg Übergewicht   4

13 Bewegung
○ Mindestens 3mal wöchentlich starke
körperliche Belastung (Radfahren,
Leistungsschwimmen, Aerobic usw.)   0
○ Einigermaßen aktiv (regelmäßig Yoga,
Schwimmen, Fitneßtraining, Spazieren-
gehen usw.)   1   ◄
○ Sitzende Tätigkeit, sehr wenig Bewegung
(Büro, Autofahren, TV usw.)   3

Auswertung des Ergebnisses:

Notieren Sie Ihre Punktzahl. Welcher Kategorie gehören Sie an?

○   0 bis 10   Unterdurchschnittliches Risiko
○ 11 bis 20   Durchschnittliches Risiko   ,
○ 21 bis 30   Mäßig hohes Risiko
○ 31 bis 40   Hohes Risiko
○ Über 50   Gefährlich hohes Risiko

Der Herzinfarkt

Wie alle anderen Organe muß auch das pausenlos arbeitende Herz ständig durchblutet werden. Das Blut transportiert nämlich ununterbrochen Sauerstoff und Nährstoffe und sichert so das Leben jeder einzelnen Zelle des Herzmuskels. Für die umfassende Durchblutung sorgen die Herzkranzgefäße oder Koronararterien. Sie ernähren den Herzmuskel, beginnend mit der Hauptschlagader *(Aorta),* und teilen sich dann in einen rechten und einen linken Hauptstamm. Dabei versorgt die rechte Koronararterie vorwiegend die Hinterwand, das linke Herzkranzgefäß, das sich wiederum in zwei große Äste spaltet, die Vorder- und Seitenwand des Herzens. Von beiden zweigen zahlreiche kleine Äste ab, die den gesamten Herzmuskel wie ein feines Netz überziehen und mit Blut versorgen.

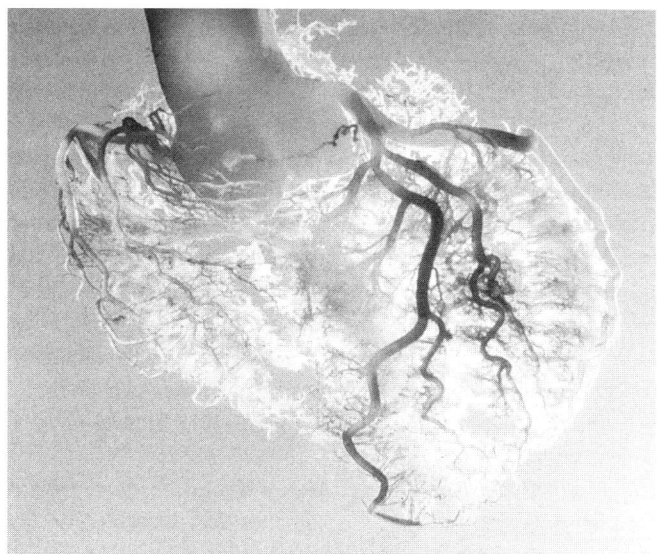

Die Durchblutung des Herzens

Voraussetzung für das problemlose Funktionieren des Herzens ist die vollständige Durchgängigkeit sämtlicher Koronararterien inklusive ihrer Verästelungen.

Wie kommt es zu einem Herzinfarkt?

Bei einem Herzinfarkt *(Myokardinfarkt)* kommt es zu einer plötzlichen, örtlich begrenzten Mangeldurchblutung des Herzmuskels. Die betroffenen Herzmuskelzellen leiden dadurch unter so starker Sauerstoffnot, daß sie nicht mehr überleben können, sondern unwiederbringlich absterben. Denn das Blut, welches ja den Sauerstoff zu den Zellen transportieren soll, kann kaum oder überhaupt nicht mehr in die entsprechenden Herzkranzgefäße fließen, weil der Zugang teilweise oder ganz verstopft ist. Der Grund dafür sind Ablagerungen in und an den Arterienwänden. Damit stellt dieser unter- oder nicht versorgte Abschnitt des Herzmuskels seine Tätigkeit ziemlich rasch ein. Denn das Herz hat eine nur wenige Sekunden ausreichende Sauerstoffreserve. Kommt es zu stärkeren Belastungen des Körpers und damit des Herzens, können Probleme aufgrund der nicht mehr ausreichenden Blutversorgung auftreten. Ist das Blutgefäß noch teilweise durchgängig, beispielsweise bei einer *Stenose*, womit man eine Engstelle beziehungsweise einen Gefäßengpaß bezeichnet, treten infarktähnliche Beschwerden auf, die jedoch weniger intensiv sind und kürzer dauern. Bildet sich spontan ein Blutgerinnsel *(Thrombus),* weil ein arteriosklerotischer Plaque aufbricht, die Thrombozyten sich mit Hilfe von Collagen zusammenballen und dieser Blutpfropf die bereits verengte Arterie total verstopft, wird die Blutströmung komplett unterbrochen. Der Teil des Herzens, den das Blut nicht mehr mit Sauerstoff versorgen kann, wird schlagartig zerstört und der Patient gerät in höchste Lebensgefahr. Er hat einen akuten Herz*infarkt* (lat. *farcire* = hineinstopfen). Jetzt geht es um Minuten. An einem akuten Infarkt stirbt jeder vierte Patient, meist weil der Infarkt nicht erkannt oder nicht wahrgenommen wurde und der Patient viel zu spät den Arzt ruft. Dabei kann man inzwischen innerhalb der ersten drei bis sechs Stunden per Lyse (siehe Seite 92) den Infarkt noch unterbrechen und den Schaden begrenzen.

Größe und Ausmaß eines Infarktes hängen davon ab, wie groß das verschlossene Gefäß ist und welches Gebiet oder welche weiteren Gefäße es zu versorgen hat. Je nachdem, in welcher Arterie beziehungsweise welchem dazugehörenden Zweig die Durchblutung unterbrochen ist spielt sich der Infarkt ab. Aus diesem Grund unterscheidet man zwischen einem *Hinterwand-* und einem *Vorderwandinfarkt* des Herzens. Je mehr Muskelgewebe nicht mehr durchblutet wird, desto gravierender sind die Folgen. Manchmal löst sich der Verschluß im Herzkranzgefäß von allein wieder, oder er läßt noch geringfügige Mengen von Blut durch, dann spricht man von einem *Schichtinfarkt,* weil nur ein Teil des gefährdeten Abschnittes untergegangen ist.

Wie kündigt sich ein Herzinfarkt an?

Fast immer gibt es spürbare Vorboten für einen Myokardinfarkt wie »Herzschmerzen« oder »Brustschmerzen«: ein Gefühl der Enge, das gerade bei Anstrengung in Schmerzen ausartet. Oder ein Druckgefühl im Brustbereich, das sich allmählich steigert bis zu brennenden Schmerzen, die Ähnlichkeit haben können mit Sodbrennen, aber ausgedehnter sind; gelegentlich auch ein Ziehen hinter dem Brustbein, das von dort ausstrahlen kann in den linken Arm, manchmal in die Magengegend oder sogar in den Nacken und in die Zähne.

Die Vielzahl und die Vieldeutigkeit der Beschwerden sowie Ihre Ausstrahlung in andere Körperregionen führen dazu, daß die Patienten oft alle möglichen Ursachen vermuten, nur nicht einen Herzinfarkt. Manche ahnen vielleicht die Diagnose, wollen ihre »Vermutung« aber nicht wahrhaben. Sie warten ab oder behandeln sich mit Hausmitteln. Dadurch geht wertvolle Zeit verloren, Zeit, die lebensrettend sein kann.

Die Anzeichen eines akuten Herzinfarktes:
- Heftiger Druck oder schwere, langandauernde Schmerzen im Brustkorb, die in beide Arme (meist zunächst in den linken), den Bauch, zwischen die Schulterblätter und in den Unterkiefer ausstrahlen, oft auch ein Brennen im Brustkorb, Schmerzen im Hals oder im Oberbauch,
- Blasse, fahle Gesichtsfarbe, kalter Schweiß auf Stirn und Oberlippe oder im ganzen Gesicht,
- Atemnot,
- Kreislaufzusammenbruch mit oder ohne Bewußtlosigkeit,
- Todesangst.

Das letzte Anzeichen, die »Todesangst«, mag manchem etwas übertrieben erscheinen. Aber fast alle Patienten, die einen Herzinfarkt erlitten haben, berichten von diesem plötzlichen Angstgefühl, daß »alles zu Ende sein könnte«, von ihrer Hilflosigkeit und Ohnmacht, von vernichtenden Schmerzen und Krämpfen. Das Erleben eines Herzinfarktes ist also auch immer ein seelisches Problem. Hier ist es wichtig, Ruhe zu bewahren und dem Patienten Zuversicht, Nähe und Trost zu geben.

Das Engegefühl in der Brust, die sogenannte *Angina pectoris*, ist eines der wichtigsten Alarmsignale für einen drohenden Herzinfarkt. Deshalb finden Sie es auf den nächsten Seiten näher dargestellt.

Außerdem werden Krankheitsbilder beschrieben, die alle im Zusammenhang mit einem Herz-, teilweise aber auch mit einem Hirninfarkt stehen. Manche, wie die Angina pectoris, kann man als Warnzeichen ansehen, andere, wie zum Beispiel eine Herzinsuffizienz, als Alarmsignal für einen Herzinfarkt, aber auch als Folgeerscheinung eines Herzinfarktes.

Warnsignal Angina pectoris

Ein Engegefühl in der Brust, medizinisch *Angina pectoris* oder Stenokardie genannt, tritt im allgemeinen vor dem Infarkt in immer häufigeren und stärkeren Anfällen auf. Oft nimmt man diese Vorboten zunächst nicht ernst, weil sie nur wenige Minuten anhalten und dann wieder verschwinden. Sie machen sich meistens zum erstenmal bei einer stärkeren Anstrengung oder bei einer bestimmten körperlichen Belastung bemerkbar und verschwinden nach einigen Minuten der Ruhe. Man bezeichnet diese typischen Beschwerden als *stabile Angina pectoris*.

Fast immer ist eine Verengung der Herzkranzgefäße die Ursache dieser Anfälle, und man sollte, wenn es zu einem Anfall gekommen ist, unbedingt einen Arzt aufsuchen. Denn diese typischen und schmerzhaften Beschwerden gelten als eindeutige Warnsignale für einen Infarkt und können sich dann plötzlich auch nachts in Ruhe wiederholen. Der Patient wacht davon auf, ist unruhig und findet gelegentlich Erleichterung, wenn er aufsteht und zum Fenster geht. In diesem Stadium dauern die inzwischen schmerzhafteren Attacken bereits bis zu einer halben Stunde, während anfangs die Schmerzen vielleicht nur zwei bis fünf Minuten anhielten. Nun genügen schon geringste Anstrengungen, um einen Anfall auszulösen: Die stabile hat sich zu einer *instabilen Angina pectoris* entwickelt.

Jetzt ist es höchste Zeit, sich vom Arzt untersuchen zu lassen, denn diese Beschwerden sind bereits eine eindeutige Vorstufe eines Herzinfarktes: Etwa jeder vierte Patient mit instabiler Angina pectoris erleidet einen Infarkt. Denn wenn es zu einer instabilen Angina pectoris gekommen ist, liegen meistens schon hochgradige Verengungen *(Stenosen)* an einem oder mehreren Ästen der Herzkranzgefäße vor. Im Bereich einer solchen Verengung kann es zu einem überraschenden Riß in der Arterienwand kommen. Dazu führt bereits ein plötzlicher Blutdruckanstieg, beispielsweise beim Heben einer schweren Last, oder auch ein Gefäßkrampf – hervorgerufen durch Nikotin, Alkohol oder Kältereiz.

Da die Schmerzen bei einer Angina pectoris in den linken Arm, die Schulter, den Rücken und Nacken ausstrahlen, werden sie leicht verkannt. Man verwechselt sie als Laie oft mit Verspannungen der Schulter-Arm-Muskulatur, mit Problemen der Brustwirbelsäule oder rheumatischen Beschwerden. Diese Schmerzen können beim Betroffenen aber auch schon Todesangst auslösen.

So ein anfallsweise auftretender Herzschmerz ist die Folge eines Mißverhältnisses zwischen dem Sauerstoffbedarf des Herzmuskels und der Sauerstoffzufuhr durch die Herzkranzgefäße. Die Ursache ist entweder eine Verengung der Koronararterien durch Arteriosklerose (ursprüngliche Ursache: langandauernder Bluthochdruck und/oder erhöhte Blutfettwerte) oder ein Krampfzustand der Muskelschicht der Koronararterien (»Herzkrampf«) oder eine Kombination aus beiden Zuständen. Der Angina-pectoris-Anfall ist der »Schrei« des Herzens nach mehr Sauerstoff. Als Auslöser wie auch als Risikofaktoren gelten: körperliche oder seelische Überlastung, zu starkes Rauchen, Überanstrengung, Streß, üppige Mahlzeiten und hoher Alkoholgenuß, bei anfälligen Menschen sogar sehr kalte Temperaturen.

Begünstigt werden derartige Herzanfälle durch langdauernde Herzkrankheiten wie Herzinsuffizienz (Atemnot), Herzklappenfehler oder Herzrhythmusstörungen.

Der Arztbesuch bei ersten Beschwerden

Wenn beim Arzt bislang noch keine Diagnose gestellt wurde, wird er aufgrund Ihrer Schilderung der Beschwerden zunächst ein »Risikoprofil« zur Abschätzung Ihrer Gefährdung erstellen.

Es beinhaltet alle kardialen (das Herz betreffenden) Symptome wie
- Angina pectoris,
- Herzrhythmusstörungen,
- Zeichen der Herzinsuffizienz,
- Zeichen der arteriellen Verschlußerkrankung,
- Vorliegen mehrerer Risikofaktoren (Rauchen, Hypercholesterinämie, Hypertonie, Diabetes, Übergewicht, Hyperurikämie bzw. Gicht).

Als nächstes wird beim Arzt ein *Elektrokardiogramm (EKG)* angefertigt, eine Aufzeichnung der Aktionsströme, die während eines Herzschlages entstehen. Das EKG zeigt recht gut, ob und möglicherweise auch wann ein Infarkt abgelaufen ist. Über eine Gefährdung für einen Myokardinfarkt sagt es jedoch nichts aus! Übrigens, die Abnahme eines EKGs bereitet keine Schmerzen!

Ob ein Herzinfarkt drohend bevorsteht oder nicht, beantwortet wesentlich besser das *Belastungs-EKG*.

Zunächst werden die Herzströme wie beim EKG in Ruhe gemessen, dann erneut unter steigender körperlicher Belastung, beispielsweise durch ein Laufband oder ein Fahrradergometer. Denn möglicherweise reicht die Durchblutung in Ruhe noch aus, bei Belastung aber nicht mehr. Sollte dies der Fall sein, ist ein Gefäß verengt. Dann kann nicht mehr genügend Blut zu dem betroffenen Abschnitt des Herzmuskels transportiert werden, und es entsteht dort Sauerstoffnot.

Gelegentlich fällt das Belastungs-EKG noch normal aus, obwohl sich bereits eines oder mehrere Herzkranzgefäße hochgradig verengt haben. Um dies feststellen zu können, wurde die *Myokardszintigraphie* entwickelt: Mit Hilfe winziger Mengen einer radioaktiv markierten Substanz kann dabei ein Bild von der Durchblutung eines Herzmuskels aufgezeichnet werden. Die Substanz verteilt sich beim vollständig durchbluteten Herzen gleichmäßig, bei nicht richtig durchbluteten Gefäßen gelangen unter Belastung in die geschädigten Abschnitte (Defekt) weniger Partikel.

Bei der Angina pectoris füllt sich der Defekt im Ruhezustand wieder auf – ein sicherer Hinweis auf eine kritische Einengung eines Herzkranzgefäßes.

Warnsignal Ischämie

Mit *Ischämie* wird prinzipiell eine Verminderung oder eine Unterbrechung der Durchblutung eines Organs, Organteils oder Gewebes bezeichnet. Dabei ist die arterielle Blutzufuhr durch einen Thrombus oder eine Embolie (möglicherweise auch durch einen Tumor oder einen Gefäßspasmus) unterbrochen. Sowohl eine Ischämie am Herzen *(kardiale Ischämie)* als auch eine Ischämie am Gehirn *(zerebrale Ischämie)* sind wichtige Vorboten eines drohenden Herzinfarktes oder Schlaganfalls.

Eindeutige Warnhinweise vor einem Hirninfarkt sind die *transienten ischämischen Attacken (TIA)*, auf die wir noch ausführlich zu sprechen kommen (siehe Seite 120). Rund 80 Prozent aller Schlaganfälle beruhen auf Ischämien, auf einer verminderten Durchblutung von Hirnabschnitten also. Man spricht in diesem Zusammenhang von einem *ischämischen* Schlaganfall oder *Hirninfarkt*.

Dasselbe gilt für eine Ischämie am Herzen: Ein Teil des Herzmuskels bekommt nicht genügend Sauerstoff, weil ein »Zufahrtsweg« fast oder ganz verstopft ist. Dieser Durchblutungsmangel kann aber auch dadurch hervorgerufen werden, daß der Herzmuskel mehr Sauerstoff braucht, beispielsweise bei schwerer körperlicher Anstrengung oder bei seelischer Belastung, wie zum Beispiel in einer Schrecksituation. Dabei wird von der Nebenniere ein Hormon ausgeschüttet, das auf dem Blutweg in die Herzmuskelzellen gelangt und dort einen erhöhten Sauerstoffverbrauch bewirkt. Vermutlich ist dies eine der Ursachen, warum es unter akuten seelischen Belastungen zum Angina-pectoris-Anfall oder auch zum Infarkt kommen kann. Man nimmt an, daß Zigarettenrauchen ähnliche Reaktionen auszulösen vermag. Weil also die Ursachen der Minderdurchblutung und des Sauerstoffmangels nicht allein in verengten Herzkranzgefäßen, sondern auch im Zusammenspiel von Herzmuskel und Koronararterien zu suchen sind, spricht man heute von der *ischämischen Herzerkrankung* anstatt von der *koronaren Herzkrankheit* (KHK). Eine Ischämie muß nicht unbedingt Beschwerden bereiten, wenn das Herz nicht genügend Sauerstoff bekommt. In diesem Fall spricht man von einer *stummen Ischämie*.

Warnsignal Herzrhythmusstörungen und Vorhofflimmern

Fast jeder, der einen akuten Herzinfarkt erleidet, hat nachgewiesenermaßen auch Herzrhythmusstörungen. Der Volksmund bezeichnet diese Anfälle als »Herzstolpern«, »Herzkasperl«, »Herzflattern« oder »Aussetzen des Pulses«.

Erinnern Sie sich an den »körpereigenen Herzschrittmacher«, den Sinusknoten im rechten Herzvorhof, der elektrische Impulse aussendet, die dann das rhythmische Zusammenziehen und Erschlaffen des Herzmuskels auslösen? Störungen im Reizleitungssystem sind häufig verantwortlich für eine unregelmäßige Herzschlagfolge. Ursache dafür kann sein, daß der Sinusknoten unregelmäßig Impulse abgibt oder daß die Weiterleitung der vom Sinusknoten ausgesandten Impulse verlangsamt oder ganz unterbrochen wird.

81

Meist liegen den Herzrhythmusstörungen andere Erkrankungen zugrunde, beispielsweise eine vorausgegangene oder noch bestehende Herzerkrankung, ein angeborener Herzfehler, Funktionsstörungen der Schilddrüse, aber auch die langfristigen Auswirkungen mancher Medikamente sowie übermäßigen Tabak-, Alkohol- oder Kaffeegenusses. Derartige unterschiedliche Grunderkrankungen können einzeln oder gemeinsam schließlich zu Herzrhythmusstörungen führen.

Viele Patienten haben sonst keine oder nur geringe Beschwerden. Am häufigsten wird über plötzlich einsetzendes Herzjagen und/oder Herzstolpern geklagt; außerdem über Kurzatmigkeit und Brustschmerzen sowie gelegentlich auch über ein Gefühl der Mattigkeit und des Unwohlseins.

Die genaue Diagnose kann der Arzt mit dem EKG oder besser noch per Langzeit-EKG stellen. Dabei zeigt sich dann ganz deutlich der Unterschied zum normalen Sinusrhythmus, das heißt zu dem Rhythmus, der beim Gesunden vom Sinusknoten aus gesteuert wird.

Herzrhythmusstörungen können auch als »Vorhofflimmern« auftreten. Dabei zeigen die Herzvorhöfe eine Flimmerbewegung und verharren fast in diastolischer Stellung. Der Erregungsablauf in den Vorhöfen ist einem ständigen Wechsel unterworfen, was zu einer unregelmäßigen Schlagfolge der Kammern führt. Vorhofflimmern, eine der häufigsten Rhythmusstörungen, haben in Deutschland rund 350.000 Menschen – ihr Sterberisiko ist damit doppelt so hoch wie normal, und es nimmt mit steigendem Alter zu.

Vorhofflimmern tritt immer dann auf, wenn bei einer Herzerkrankung der linke Vorhof überlastet wird. Außerdem kann es bei einer Über- oder Unterfunktion der Schilddrüse (Hyper- bzw. Hypothyreose) eintreten, bei chronischen Lungenerkrankungen und durch toxische Einflüsse bestimmter Medikamente oder von Alkohol, Koffein und Nikotin. Etwa 20 Prozent der Patienten mit Vorhofflimmern sind ansonsten herzgesund.

Bei akutem Vorhofflimmern versucht der Arzt zuerst, die Kammerfrequenz zu verlangsamen. Er setzt dazu Glykoside, Kalzium-Antagonisten (Verapamil-Typ), Beta-Blocker oder Kombinationen dieser Substanzen ein. Eine Rhythmisierung mit sogenannten Antiarhythmika wird vorgenommen, wenn das Vorhofflimmern kürzer als ein Jahr dauert, eine Prophylaxe gegen Thrombose vor allem mit Marcumar.

Warnsignal Herzinsuffizienz

Deutliche Zeichen dieser Erkrankung: Beim Treppensteigen oder bei körperlicher Betätigung geht einem im wahrsten Sinne des Wortes die Puste aus, und das Herz pocht hart und laut. Die Beine schwellen tagsüber an, und nachts wacht man immer wieder auf, weil man keine Luft mehr bekommt und häufig Wasser lassen muß. Die Venen auf dem Handrücken sind prall gefüllt und bleiben es, selbst wenn man die Arme nach oben streckt. Gerade ältere Menschen fühlen sich oft unkonzentriert und immer wieder schwindelig, gleichzeitig leistungsschwach und in gewisser Weise unsicher. Man ermüdet sehr rasch, leidet aber dennoch unter Schlafstörungen – viele und ganz unterschiedliche Symptome, die zunächst nicht unbedingt eine Erkrankung anzeigen, aber ziemlich unangenehm sind. Symptome, die sich nicht von selbst wieder geben, sondern statt dessen stärker und schlimmer werden. Meistens kann sich der Betroffene überhaupt nicht erklären, woher die Beschwerden kommen, bis ihn schließlich der Arzt aufklärt: Er leidet an einer Herzschwäche oder – medizinisch ausgedrückt – *Herzinsuffizienz*.

Die Weltgesundheitsbehörde (WHO) definiert diese Erkrankung so: »Herzinsuffizienz bedeutet eine verminderte körperliche Leistungsfähigkeit aufgrund ventrikulärer Funktionsstörung.«

Was heißt das nun? Das Herz pumpt in regelmäßigen Stößen Blut durch die Schlagadern in alle Körperteile. Funktioniert die Pumpe aber nicht mehr richtig, kann das Herz trotz ausreichender Blutmenge nicht mehr so viel Blut durch den Körper pumpen, wie die einzelnen Organe fordern. Also schlägt das Herz schneller und pumpt eventuell stärker, um diesen Forderungen nachzukommen. Doch die Förderleistung des Herzens reicht einfach nicht mehr aus, die im Körper verteilten Organe ihren Bedürfnissen entsprechend mit Blut zu versorgen. So eine Leistungsschwäche und verminderte Pumpfunktion des Herzens beispielsweise infolge eines Herzklappenfehlers, einer Herzmuskelschwäche oder von Herzrhythmusstörungen wirken sich natürlich auf fast alle Organe des Körpers aus.

Arten und Schweregrad der Herzinsuffizienz

Bei einer Herzinsuffizienz *(HI)* unterscheidet man zwei Grundtypen, je nachdem, ob mehr die rechte oder die linke Herzkammer betroffen ist.

Bei Linksherzversagen *(Linksherzinsuffizienz)* kommt es zur *Belastungsdispnoe,* einer Lungenstauung mit Atemnot und Husten bei körperlicher

Der unerbittliche Teufelskreis einer Herzinsuffizienz

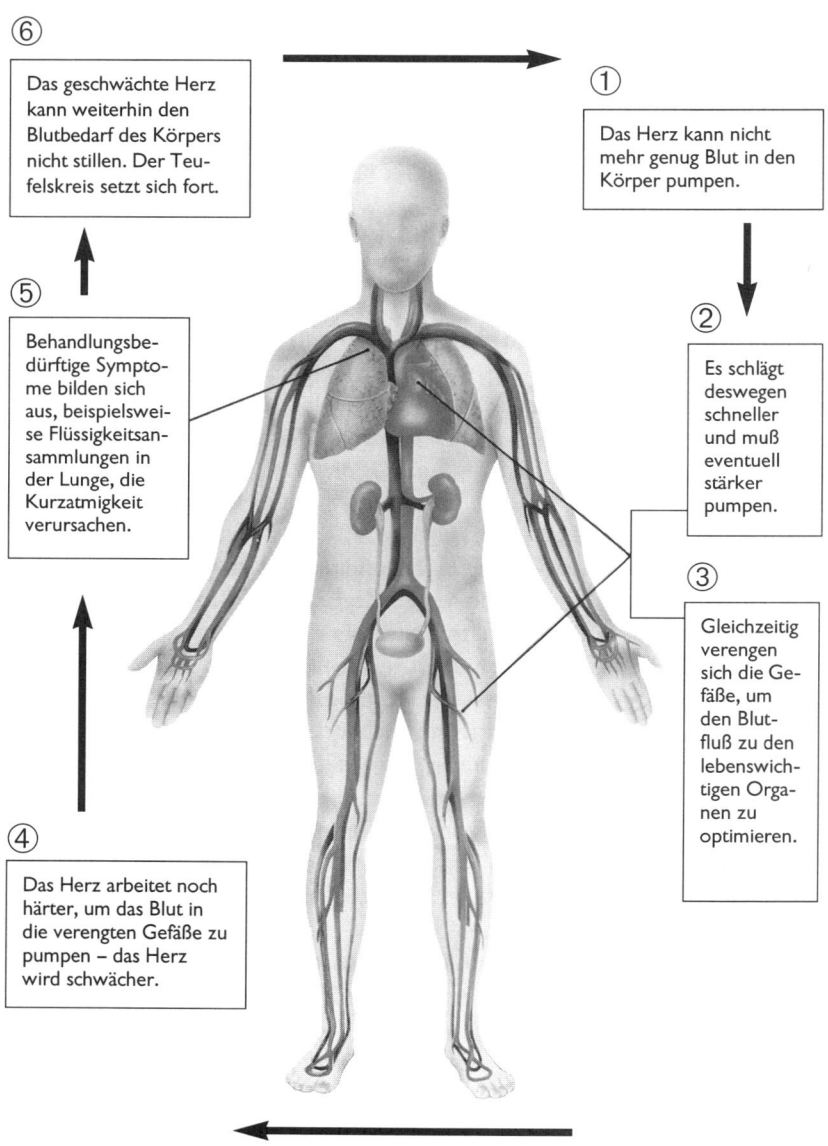

⑥ Das geschwächte Herz kann weiterhin den Blutbedarf des Körpers nicht stillen. Der Teufelskreis setzt sich fort.

① Das Herz kann nicht mehr genug Blut in den Körper pumpen.

⑤ Behandlungsbedürftige Symptome bilden sich aus, beispielsweise Flüssigkeitsansammlungen in der Lunge, die Kurzatmigkeit verursachen.

② Es schlägt deswegen schneller und muß eventuell stärker pumpen.

③ Gleichzeitig verengen sich die Gefäße, um den Blutfluß zu den lebenswichtigen Organen zu optimieren.

④ Das Herz arbeitet noch härter, um das Blut in die verengten Gefäße zu pumpen – das Herz wird schwächer.

Anstrengung oder, im fortgeschrittenen Zustand, zur *Orthopnoe*. Hierbei kann das Herz bereits im Ruhezustand den Organismus nicht mehr richtig versorgen. Die Betroffenen schlafen beispielsweise nicht mehr flach, sondern benützen immer mehr Kissen, um die Körper möglichst hoch aufzurichten.

Kennzeichen von Rechtsherzversagen *(Rechtsherzinsuffizienz)* sind dicke, prall gefüllte Venen an Hals, Armen und Händen. In der Leber staut sich Flüssigkeit *(Stauungsleber),* sie ist druckempfindlich, Stauungen im Bauchraum führen zu Blähungen, Völlegefühl, Verstopfung oder Durchfall, Übelkeit und Appetitlosigkeit. Typisch sind auch nächtlicher Harndrang als Folge der Wasseransammlungen in Nieren, Unterschenkel und Knöchel *(Ödeme)*. Weitere Kennzeichen: Die Venen am Hals und beispielsweise auf dem Handrücken sind prall gefüllt; auch wenn man die Hände über Herzhöhe hebt, bleiben die Venen auf den Handrücken immer noch gestaut.

Um das Ausmaß einer Herzinsuffizienz besser zu kennzeichnen, wird sie nach der New York Heart Association (NYHA) in vier Schweregrade unterteilt:

NYHA I: Keine Einschränkung der körperlichen Leistungsfähigkeit. Normale Betätigung verursacht keine übermäßige Müdigkeit, Kurzatmigkeit oder Herzklopfen. Die Patienten haben einen schnellen und kräftigen Herzschlag.

NYHA II: Leichte Einschränkung bei körperlicher Leistung. In Ruhe fühlen sich die Patienten wohl. Erst bei schwereren körperlichen Betätigungen treten Kurzatmigkeit, Herzklopfen und rasche Ermüdung auf.

NYHA III: Starke Einschränkung der körperlichen Leistungsfähigkeit. In Ruhe fühlen sich die Patienten noch wohl, aber bereits leichte körperliche Betätigung führt zu Beschwerden.

NYHA IV: Jede körperliche Betätigung verursacht sofort Beschwerden. Die Symptome der Herzinsuffizienz treten jetzt auch im Ruhezustand auf.

Eine Herzinsuffizienz ist keine eigenständige Erkrankung, sondern immer die Folgeerscheinung einer anderen Krankheit, ein Symptom für eine Grunderkrankung innerhalb des Herzens oder im Zusammenhang mit dem Herzen. Wichtigster Schritt für die Behandlung ist deshalb, das Grundleiden festzustellen sowie bei einer akuten Herzinsuffizienz die auslösenden Faktoren für die verminderte Pumpleistung des Herzens.

Die Ursachen

Eine Herzinsuffizienz kann durch viele, ganz unterschiedliche Erkrankungen verursacht werden: hoher Blutdruck, Verengung der Arterien, Vernarbungen im Herzmuskel-Gewebe infolge eines Herzinfarktes oder Krankheiten der Herzklappen und des Herzmuskels selbst. Deshalb unterscheidet man zwischen einer *chronischen* und einer *akuten* Herzinsuffizienz. Die chronische Form ist die Folge und sozusagen die Endstrecke verschiedener Herz-Kreislauf-Erkrankungen, ein Signal dafür, wie schwer das Grundleiden ist. Darunter fallen beispielsweise Herzklappenfehler, Fehler in den Weichenverbindungen zwischen Blutgefäßen des großen und des kleinen Kreislaufes beziehungsweise dem linken und dem rechten Herzen (*Shuntvitien*; engl.: *shunt* = Nebenschluß, Weiche und lat.: *vitium* = Fehler) oder eine langjährige arterielle Hypertonie, durch die der Herzmuskel ständig zu stark »unter Druck gesetzt« wird. Auch zählen dazu eine rheumatische Herzkrankheit oder chronische Lungenerkrankungen (zum Beispiel *Asthma*), selbst Störungen des Stoffwechsels führen zu einer chronischen Herzinsuffizienz: beispielsweise eine ungenügende Blutversorgung des Herzmuskels *(Koronarinsuffizienz),* eine Überfunktion der Schilddrüsen *(Hyperthyreose), Anämie* (Mangel an roten Blutkörperchen beziehungsweise Blutfarbstoff), *Myokarditis* (Herzmuskelentzündung mit krankhafter Veränderung des Kollagengewebes) sowie Alkoholismus. Beim chronischen Krankheitsverlauf entwickeln Patienten mit einer Linksherzinsuffizienz im Laufe der Zeit auch Symptome der Rechtsherzinsuffizienz.

Die häufigste Ursache einer akuten Herzinsuffizienz ist jedoch der Herzinfarkt. Weil durch ihn ein Teil des Herzmuskelgewebes wegen unzureichender Versorgung mit Sauerstoff und Nährstoffen abstirbt, wird der noch funktionstüchtige Teil des Herzens weitaus stärker und auf Dauer zu intensiv belastet. Werden mehr als 30 bis 40 Prozent des Herzmuskels durch den Infarkt funktionsuntüchtig, muß mit einem *kardiogenen Schock* gerechnet werden. Dabei fällt der Blutdruck so rapide ab, daß der Betroffene das Bewußtsein verliert und in Lebensgefahr schwebt.

Weitere Ursachen für die akute Form können sein: Versagen der Herzklappen, Herzbeuteltamponade (Herzbeutelentzündung, *Perikarditis*), Herzrhythmusstörungen (extreme *Brady-* oder *Tachykardie*), Herzmuskelschwäche durch Entzündung, ferner durch eine Sepsis (bakterielle Infektion), Vergiftung (Medikamente, bestimmte Hormone oder Gifte), Sauerstoffmangel, plötzlichen starken Bluthochdruck oder Blutdruckabfall (z.B. durch Schock), eine Lungenembolie oder ausgeprägte Elektrolytstörungen.

Eine Herzinsuffizienz ist gar nicht so selten, wie viele glauben. Man weiß, daß mindestens ein Prozent der Bevölkerung daran leidet, und zwar hauptsächlich Menschen ab dem 50. oder 60. Lebensjahr. Wahrscheinlich ist die Dunkelziffer jedoch weitaus höher. Eine Untersuchung des Herzens im Rahmen des Gesundheits-Check-ups sollte Aufschluß geben.

Die ärztliche Behandlung
Der erste Behandlungsschritt besteht darin, die Ursache für die Herzinsuffizienz herauszufinden und dieses Grundleiden abzustellen. Mit den therapeutischen Maßnahmen sollte vor allem die Pumpfunktion des Herzens und damit die Durchblutung der Organe und Gewebe verbessert und gleichzeitig seine übermäßige Arbeitsleistung verringert werden. Außerdem muß der Wasserstau *(Ödeme)* im Körper zum Abschwellen gebracht werden. Für letzteres setzt man neben der medikamentösen Behandlung zusätzliche Maßnahmen wie Aderlaß oder Punktion ein, für die Linderung der Atembeschwerden beispielsweise Sauerstoff und als Prophylaxe gegen eine Thrombose (Blutpfropf) Antikoagulantien beziehungsweise Heparin (Gerinnungshemmer).

Gegen die Herzinsuffizienz selbst gibt es eine Reihe unterschiedlicher Medikamente und Substanzgruppen, die man je nach Schweregrad (NYHA) einzeln oder kombiniert einsetzt. Jedes Präparat hilft dem Herzen und dem Patienten auf eine spezielle Art. Welches Medikament in dem jeweiligen Fall am besten wirkt, entscheidet der Arzt aufgrund der Untersuchung und der Symptome.

Prinzipiell unterscheidet man bei der Behandlung der Herzinsuffizienz folgende Medikamente beziehungsweise Substanzgruppen:

- *Digitalis(-glykoside),* womit die Pumpfunktion des Herzens gesteigert wird.
- *Diuretika,* um Wasseransammlungen im Körper auszuschwemmen und weitere Wasseransammlungen zu stoppen.
- *ACE-Hemmer,* die den Blutdruck senken und die Blutgefäße erweitern, damit die »Vor-« und »Nachlast« (damit bezeichnet man die Kontraktionsfähigkeit des Herzmuskels zu Beginn des Zusammenziehens und während der Ruhe; medizinisch *Inotropie* genannt) reduzieren und so das Herz bei seiner überhöhten Arbeit unterstützen. Sie haben ebenfalls eine leicht ausschwemmende Wirkung.
- *Nitrate,* welche ebenfalls die Blutgefäße dehnen und so die Pumparbeit für das Herz erleichtern (siehe Seite 140).

Einheitliche Regeln für die Therapie der Herzinsuffizienz gibt es nicht. Denn entscheidend ist nicht nur der Schweregrad der Erkrankung, sondern auch Bedürfnisse, Alter und körperliche Verfassung des Patienten. Mit anderen Worten: Jede Behandlung muß individuell gestaltet werden und kann sich im Lauf der Therapiezeit ändern, hinsichtlich des Medikamentes, der Dosierung oder der Kombination der Substanzen.

Pflicht für den Patienten ist, Dosierung sowie Einnahmezeit exakt nach Anweisung einzuhalten und niemals ohne Rücksprache mit dem Arzt zu ändern oder womöglich mit der Einnahme aufzuhören, weil man sich besser fühlt. Auch sollte dem Arzt sehr offen geschildert werden, welche anderen Medikamente man einnimmt: sowohl rezeptpflichtige als auch nicht verschreibungspflichtige. Denn manche Medikamente vertragen sich nicht und rufen unerwünschte Wechselwirkungen *(Interaktionen)* hervor. Diese Regel gilt übrigens für alle medikamentösen Behandlungen.

Selbstverständlich ersetzen auch die besten Medikamente nicht eine vernünftige Lebensweise. Patienten mit Herzinsuffizienz sollten keine schwere körperliche Arbeit verrichten. Erkrankte des Schweregrades IV müssen zum Teil strikte Bettruhe einhalten. Menschen, die sich leicht erregen, bekommen eventuell vorübergehend Beruhigungsmittel, um eine psychische und körperliche Entspanntheit zu erreichen und den Blutdruck zu senken. Zur Behandlung des Bluthochdruckes gehört bei Übergewicht auch eine Gewichtsreduzierung. Bei einer Herzinsuffizienz ist der Natriumbestand des Körpers erhöht. Deswegen müssen Salzstreuer vom Tisch verschwinden und zum Kochen statt Kochsalz Kaliumchlorid und andere Gewürze verwendet werden. Verboten sind alle Speisen mit hohem Salzanteil wie Fertiggerichte, gesalzene Snacks, Konserven und viele Brotsorten.

Warnsignal Schlafapnoe

Jeder zweite Mann schnarcht. Schnarcher schlafen schlecht – ganz zu schweigen vom Partner, der meist unter dieser Störung leidet. Schnarchen ist nicht nur störend, sondern oft sogar die Ursache für zum Teil lebensbedrohliche Gesundheitsstörungen, eine Tatsache, mit der man sich erst in den letzten Jahren ausführlich beschäftigt. Gefährlich ist es, wenn eine sogenannte *Schlafapnoe* vorliegt. Was versteht man darunter?

Schlafapnoiker sind – vereinfacht ausgedrückt – Menschen, die zwischen dem Schnarchen den Atem anhalten. Als Apnoe wird ein Atemstillstand von mehr als zehn Sekunden Dauer zwischen zwei »Schnarchern« bezeichnet; von einem *Schlafapnoe-Syndrom* (SAS) spricht man, wenn mehr als zehn Apnoe-Phasen pro Stunde auftreten. Dies trifft auf etwa 800.000 bis über eine Million Deutsche zu, wobei die Dunkelziffer weitaus höher liegen dürfte. Eine Schlafapnoe kommt bei Männern etwa 9- bis 20mal häufiger vor als bei Frauen, und zwar vor allem ab dem 40. Lebensjahr. Als besonders gefährdet gilt der Schnarcher-Typ, der häufig längere Atempausen von oft einer Minute und mehr einlegt, die jeweils mit einem »Riesenschnarcher« beendet werden.

Ursache des Schnarchens ist eine übermäßige Entspannung der Muskeln im Bereich von Mund und Hals. Die Muskeln von Zunge und Rachenraum können dabei so stark abschlaffen, daß es zum Verschluß der Atemwege mit Atemstillstand und erheblichen Druckschwankungen in der Brust kommt. Unterschiedlicher Druck wiederum belastet Herz und Kreislauf. Nur ein Weckmechanismus im Hirn, der auf den Sauerstoffmangel reagiert, sorgt für das lebensrettende rasche Wiederherstellen der Atmung – bis zum nächsten Atemstillstand. Gleichzeitig kommt es zu einer drastischen Abnahme der Sauerstoffsättigung und zu einer Erhöhung des Kohlendioxids. Diese ständige Sauerstoffunterversorgung führt zu einer sogenannten *kardialen Dekompensation*, das heißt, ein Ausgleich für diese Funktionsstörung kann auf Dauer nicht mehr geschaffen werden; in der Folge kommt es beispielsweise zu arterieller Hypertonie, zu Druckschwankungen, Herzrythmusstörungen oder zu Herzinsuffizienz. Schlafapnoe fällt also durchaus unter die Risikofaktoren für einen Herz- oder Hirninfarkt. Nach neuesten Untersuchungen weiß man, daß ein nicht behandelter schwerer Apnoiker keine 60 Jahre alt wird. Das heißt aber gleichzeitig, daß Apnoe behandelbar ist.

Die Gegenmaßnahmen

Einiges kann der Betroffene selbst dazu tun: Übergewicht reduzieren, falls vorhanden; vor dem Schlafengehen keinen Alkohol mehr trinken, nicht mehr schwer essen und das Rauchen reduzieren oder besser ganz damit aufhören und vor allem keine Schlaf- oder Beruhigungsmittel einnehmen! Durch derartige Mittel gerät er geradezu in einen Teufelskreis: Sie können zusätzlich die Atemmuskulatur lähmen und verbieten sich daher von selbst. Weitere therapeutische Maßnahmen sollten, nach einer ausführlichen Untersuchung inklusive EKG und Erfassen möglicher Begleiterkrankungen, vom Arzt verordnet werden:

- Bei leichten und mittelschweren Formen der Schlafapnoe eine medikamentöse Therapie mit einem Theophyllinpräparat (Solosin®);
- Bei mittelschweren bis extremen Formen ist die Verwendung eines CPAP-Gerätes (continuous positive airways pressure) obligatorisch. Dabei handelt es sich um eine Nasenmaske, die Raumluft absaugt und sie mit einem individuell eingestellten Druck auf die Atemwege abgibt. Dieser Druck verhindert das Zurückfallen des Zungenhintergrundes. Mit einer Nasenmaske zu schlafen, mag für manchen eine lächerliche Vorstellung zu sein. Die meisten Patienten sind aber bereits nach der ersten Nacht von dieser Methode überzeugt.

Was bringen diese Therapien? Der »Schnarcher« (und sein Partner) schläft endlich wieder einmal erholsam und wacht erfrischt auf. Das Schlafapnoe-Syndrom birgt nämlich neben der hohen Erkrankungs- und frühen Sterberate noch weitere Gefahren: Die Betroffenen leiden tagsüber unter Reaktions- und Konzentrationsschwierigkeiten, Libidoverlust und Potenzstörungen, morgendlichen Kopfschmerzen, Ruhe- und Belastungsatemnot aus ungeklärter Ursache, Depressionen und – last but not least – sie haben ein relativ hohes Unfallrisiko. Da der Schnarcher oft selbst nicht weiß, daß und wie sehr er schnarcht, sollte der Partner ihn schleunigst zum Arzt schicken.

Das Theophyllinpräparat Solosin® gehört zur Klasse der Retardtheophylline (retard, vom lat. retardare = verzögern; retard bedeutet immer einen länger anhaltenden Effekt eines Medikaments), die zur Therapie von Asthma und chronisch obstruktiver Bronchitis eingesetzt werden. Erst kürzlich haben jedoch Studien ergeben, daß sich die verschiedenen Retardtheophylline in ihrer Bioverfügbarkeit (Geschwindigkeit und Ausmaß der Wirkung) so erheblich unterscheiden, daß ein Theophyllinpräparat auf keinen Fall durch ein beliebig anderes ersetzt werden darf. Wenn Ihnen der Arzt also zur Behandlung der Schlafapnoe das dafür nachgewiesenermaßen geeignete Solodin® verordnet hat, darf Ihnen auf dem nächsten Rezept keinesfalls irgend ein anderes Retardthophyllin verschrieben werden.

Erste Hilfe bei Verdacht auf Herzinfarkt

Risikofaktoren vermeiden ist Schritt Nummer eins der Herzinfarkt-Vorsorge, Warnhinweise richtig erkennen und sich schleunigst an den Arzt wenden, der zweite Schritt. Was aber, wenn bei einem Menschen alle Anzeichen dafür sprechen, daß ein Herzinfarkt eingetreten ist? Wie verhält man sich nun? Jetzt beginnt ein Wettlauf mit der Zeit. Denn – und das vorweg – die Chance, einen Herzinfarkt ohne größeren Schaden zu überstehen, ist heute sehr hoch.

Jeder zweite Herzinfarktpatient in der Bundesrepublik kommt zu spät in die Klinik. Nahezu die Hälfte aller Infarktpatienten stirbt, bevor sie ein Krankenhaus erreicht, weil wertvolle Zeit vergeudet wurde. Schnelles Handeln bedeutet Überleben. Warum? Bei den meisten Patienten kann das verstopfende Gerinnsel, das zum Infarkt geführt hat, dank neu entwickelter Medikamente und Methoden aufgelöst werden. Wird der Thrombus innerhalb der ersten vier bis sechs Stunden per Lyse-Therapie beseitigt, kann man das Absterben der noch funktionsfähigen Muskelzellen begrenzen und den Schaden einschränken. Das bedeutet: Patienten, die in diesem Zeitraum ab Beginn der Beschwerden in die Klinik kommen, haben die besten Überlebenschancen.

Bei diesen Zeichen heißt es, umgehend den Hausarzt oder den Notarzt zu alarmieren, denn nun zählt jede Minute:
- Gefühl, das Herz würde in einem Schraubstock stecken,
- plötzlich fahle Gesichtsfarbe,
- kalter Schweiß auf Stirn und Oberlippe,
- Luftnot, Unruhe,
- Übelkeit, Erbrechen, Stuhldrang,
- Todesangst,
- Schwindelgefühl oder gar Kollaps.

Die Deutsche Herzstiftung gibt folgende Tips für den Notfall:
- Telefonnummer des Hausarztes, Notarztes oder auch der Rettungs-Leitstelle jederzeit griffbereit halten.
- Ruhe bewahren! Denn wer hektisch reagiert, macht Fehler und verunsichert den ohnehin verängstigten Patienten.
- Den Patienten sofort auf ein Bett oder Sofa lagern; unter den Oberkörper ein Kissen schieben.
- Enge Kleidung, auch Kragen, Krawatte oder BH, öffnen.
- Radio und Fernseher abschalten.
- Nach dem Auftreten der ersten Symptome dürfen keinesfalls mehr als 30 Minuten vergehen, bis der Arzt gerufen wird. Erscheint die Situation eindeutig: *sofort* den Hausarzt oder Notarzt anrufen!
- Beim Telefongespräch mit dem Arzt oder der Rettungs-Leitstelle (Ret-

tungsdienst) Adresse, Name und Alter des Patienten sowie Beschwerden und bekannte Risikofaktoren angeben.

- Nach dem Telefongespräch dafür sorgen, daß Arzt und/oder Sanitäter die Wohnung schnell finden: Wohnung, Treppenhaus oder Haustür so hell wie möglich beleuchten und einen Nachbarn bitten, Arzt und/oder Sanitäter auf der Straße zu empfangen. Selbst aber auf jeden Fall beim Patienten bleiben und versuchen, ihn zu beruhigen.
- Im schlimmsten Fall kann es vor Eintreffen des Notarztes zum Herzstillstand kommen. Der Patient wird bewußtlos, das Gesicht verfärbt sich blaugrau, die Atmung wird schnarchend oder ist gar nicht mehr wahrzunehmen. Dieser Zustand ist lebensbedrohlich und erfordert Wiederbelebungsmaßnahmen wie Beatmung und Herzmassage (siehe unten).
- Sind Nitrokapseln oder -spray zur Hand, ein bis zwei Kapseln oder Hübe verabreichen, mehr nicht.
- Sind weder Arzt noch Rettungsdienst zu erreichen, den Patienten selbst auf schnellstem Weg in das nächste Krankenhaus bringen.

Was ist eine Lyse-Therapie oder Thrombolyse?

Mit der sogenannten Lyse-Therapie oder Thrombolyse wird das Blutgerinnsel im Herzkranzgefäß aufgelöst und die Durchblutung des betroffenen Herzmuskels wiederhergestellt. Dies geschieht heutzutage durch Medikamente, die Blutgerinnsel auflösen können, sogenannte *Thrombolytika* (zum Beispiel Streptokinase oder Alteplase kombiniert mit Heparin oder ASS). Den größten Nutzen bringt eine Lyse in den ersten vier bis sechs Stunden nach Infarktbeginn. Denn der Untergang der Herzmuskelzellen findet nicht sofort statt, sondern zieht sich über mehrere Stunden hin. Je schneller mit einer Thrombolyse begonnen wird, desto weniger Herzmuskelzellen sterben ab, desto kleiner kann der Infarkt gehalten und desto schneller können die Durchblutung und damit die Sauerstoffversorgung wiederhergestellt werden.

Durch die Lyse des verschlossenen Herzkranzgefäßes ist es heute sogar möglich, bereits während der Infarktentstehung den betroffenen Herzmuskelabschnitt mit Blut und folglich mit Sauerstoff zu versorgen, so daß es erst gar nicht zur Ischämie und zum Absterben von Gewebe kommt. Etwa sechs Stunden nach Beginn eines Infarktes wird eine Wiedereröffnung durch eine Lyse im allgemeinen nicht mehr als sinnvoll angesehen, weil inzwischen in dem unversorgten Areal sämtliche Herzmuskelzellen abgestorben sind. Jedoch gibt es Ausnahmen, beispielsweise bei einem sogenannten protrahierten Infarktverlauf, einem verlangsamt entstehenden Infarkt, oder aber bei Faktoren wie zusätzliche Erkrankungen oder auch Alter.

Darauf darf man sich aber nicht verlassen. In jedem Fall muß ein erfahrener Arzt entscheiden, wann und wie weit er die Thrombolyse einsetzt. Sie ist kein Wundermittel, aber ein entscheidender Fortschritt bei der Infarktbehandlung. Je früher sie eingesetzt wird, desto größer sind die Erfolgsaussichten und desto kleiner kann der Infarkt gehalten werden. Die Diagnose des Arztes hängt unter anderem ab von der Schilderung der Beschwerden durch den Patienten, vom EKG-Befund sowie von einem Nachweis von Substanzen im Blut, die vom Infarktbezirk austreten.

Also noch einmal: Wissen um die Anzeichen eines Herzinfarktes und rasches Handeln kann Leben retten! Sinnvoll und erfolgreich helfen kann nur der Arzt! Denn während der ersten Stunden nach dem Infarkt droht eine weitere große Gefahr: das sogenannte Kammerflimmern.

Was bedeutet Kammerflimmern?

Als Kammerflimmern wird eine Störung der Herzschlagfolge bezeichnet. Diese Rhythmusstörungen treten bevorzugt in den ersten Stunden nach dem Infarkt auf. Sie entsprechen praktisch einem Herzstillstand. Wird das Kammerflimmern nicht sofort behoben, führt es zu einem totalen Kreislaufzusammenbruch und zum Tod. Nicht zuletzt deswegen ist es wichtig, einen Infarktpatienten so rasch wie möglich in die Klinik zu bringen. Denn hier kann Kammerflimmern gut und fachgerecht behandelt werden. Wer einen Herzinfarkt erlitten hat, muß für einige Zeit auf der Intensivstation überwacht werden.

Wie führt man Wiederbelebungsmaßnahmen durch?

Tritt bei dem Patienten ein Herz-Kreislauf-Stillstand ein, ist es wichtig, *sofort* zu handeln. Deswegen darf der Infarkt-Patient auch nicht allein gelassen werden. Denn wenn man bei einem Herzstillstand nichts unternimmt, kommt auch der Notarzt zu spät. Der Organismus des Menschen kann einen Herzstillstand nur wenige Minuten verkraften. Erforderlich ist daher zumindest eine Atemspende oder – noch besser – die Herz-Lungen-Wiederbelebung. Nun mag mancher einwenden, daß ein Laie mit der letztgenannten Maßnahme Schaden anrichten kann, beispielsweise wenn das Herz doch noch ganz schwach und fast nicht erkennbar schlägt. Erfahrungen zeigten jedoch, daß diese Risiken in keinem Vergleich zu dem Erfolg einer Herz-Lungen-Wiederbelebung stehen. Es ist vielmehr wichtig, daß Angehörige von (möglichen) Infarktpatienten diese Wiederbelebungsmaßnahmen erlernen. Denn bei einem Kreislaufstillstand bleibt nichts anderes übrig, als so zu handeln, wenn man das Leben des anderen retten will. Eine Atemspende muß jedoch jeder durchführen können, um die Zeit bis zum Eintreffen des Notarztes zu überbrücken.

Wiederbelebungsmaßnahmen müssen sofort eingeleitet werden, wenn:
– der Betroffene umfällt oder zusammensackt,
– sein Kopf zur Seite kippt,
– das Aussehen verfällt,
– die Gesichtshaut ganz eigenartig fahl wird,
– Atemzüge schwankend werden und dann ganz aufhören,
– keine Atemluft aus Mund und Nase mehr zu fühlen ist,
– Pupillen weit geöffnet sind und
– kein Puls mehr an der Halsschlagader zu spüren ist.

Was ist zu tun?

1) Atemspende:
• Den Patienten auf eine harte Unterlage, am besten auf den Boden legen.
• Den Mund- und Rachenraum von Erbrochenem und anderen Fremdkörpern (Prothese) befreien – Taschentuch oder ähnliches verwenden.
• Hals überstrecken, um freie Atemwege zu schaffen. Dazu neben dem Patienten in Kopfhöhe knien, eine Hand auf die Stirn legen, die andere an das Kinn. Mit beiden Händen den Kopf in den Nacken legen, so daß Mund und Nase leicht erreichbar sind.
• Den Mund des Patienten durch sanften Druck des Unterkiefers an den Oberkiefer geschlossen halten und mit mehreren festen Atemstößen durch die Nase beatmen.

- Den Erfolg Ihrer Maßnahmen durch Atemkontrolle (hebt oder senkt sich die Bauchdecke?) überprüfen. Ist keine Atmung festzustellen, Beatmung wiederholen, gegebenenfalls auf Mund-zu-Mund-Beatmung übergehen.
- Bei der Mund-zu-Mund-Beatmung den Hals überstrecken, indem eine Hand die Nase zuhält und die andere den Unterkiefer wegspannt, so daß der Mund des Beatmenden den geöffneten Mund des Patienten umschließen kann.
- Die Atemspende muß bis zur Wiederkehr der Atmung oder bis zum Eintreffen von Arzt oder Sanitäter fortgeführt werden.

2) Herz-Lungen-Wiederbelebung
- Den Patienten wie bei der Atemspende legen. Mund- und Rachenraum ausräumen. In Brusthöhe des Patienten seitlich hinknien.
- Zu Beginn der Wiederbelebungsmaßnahmen – so schlimm das auch klingen mag – mit der Faust einen kräftigen Schlag auf das untere Drittel des Brustbeins geben.
- Die Hände übereinanderlegen und mit dem Handteller der unteren Hand im unteren Drittel des Brustbeins das Brustbein unter Einsatz Ihres gesamten Gewichtes nach innen drücken, dann loslassen und im Sekundentakt fortsetzen.

Sind Sie allein, empfiehlt sich nach Professor Mathes folgendes Vorgehen: fünfmal Herzmassage, einmal beatmen. Zur Beatmung die Mund-zu-Nase-Beatmung (siehe Atemspende) einsetzen. Diesen Rhythmus beibehalten, bis sich Erfolg einstellt (regelmäßige Atemkontrolle!) oder Arzt beziehungsweise Sanitäter eintreffen.

Ist ein Helfer zugegen, übernehmen beide im Wechsel – entweder zusammen, einer massiert, einer beatmet, oder nacheinander – die Wiederbelebung. In diesem Fall empfiehlt sich folgendes Vorgehen: 15mal Herzmassage, zweimal beatmen.

Weitere ärztliche Maßnahmen nach Herzinfarkt und Thrombolyse

Eine erfolgreich durchgeführte Thrombolyse löst zwar das Blutgerinnsel auf, welches das Gefäß verschließt, aber sie beseitigt nicht die Engstelle

(*Stenose*) des Herzkranzgefäßes. Um diese Engstelle zu beseitigen, kann eine *Dilatation* nötig werden.

Bis vor einiger Zeit machte man sofort nach der Wiedereröffnung des Infarktgefäßes eine Herzkatheteruntersuchung (*Koronarangiographie*), um gleich anschließend die Einengung des Herzkranzgefäßes durch Dilatation beziehungsweise PTCA (percutane transluminale Coronarangioplastie) »aufzudehnen«. Davon ist man inzwischen abgekommen. Im allgemeinen wartet man heute ab – außer es handelt sich um einen Notfalleingriff – bis sich der Zustand des Infarktpatienten mit Hilfe von Medikamenten wieder stabilisiert hat. Es hat sich nämlich herausgestellt, daß der Dauererfolg einer Dilatation besser ausfällt, wenn ein größerer zeitlicher Abstand zum akuten Infarkt besteht und wenn der Patient inzwischen mobilisiert wurde und das Ergebnis eines Belastungstests vorliegt.

Dasselbe gilt für eine *Bypass-Operation,* die im allgemeinen notwendig wird, wenn mehrere Gefäße verschlossen sind.

Die Koronarangiographie

Bei der Koronarangiographie – einer Herzkatheteruntersuchung – handelt es sich um eine Röntgenuntersuchung, bei der man genau die Herzkranzgefäße sehen kann. Der Katheter, ein dünner Kunststoffschlauch von zweieinhalb Millimeter Durchmesser, wird über Blutgefäße in der Leiste oder im Arm bis in den Anfangsteil der Herzkranzgefäße geführt. Dann wird ein Kontrastmittel eingespritzt und ein Film angefertigt, um das gesamte Herz in seiner Bewegung zu zeigen und so zu erfahren, wie groß es ist, vor allem aber, wo Verschlüsse und/oder Verengungen (Stenosen) sind. Nur durch diese Methode kann man zuverlässig nachweisen oder ausschließen, daß weitere Abschnitte des Herzens infarktgefährdet sind.

Die Risiken dieser Untersuchung sind nicht groß, sie sind aber auch nicht völlig ausgeschlossen.

Die Dilatation beziehungsweise PTCA

Wie bei der Koronarangiographie wird ein Katheter in den Anfangsteil des Herzkranzgefäßes gelegt. Durch diesen sogenannten Führungskatheter schiebt der Arzt einen zweiten und natürlich dünneren Katheter, an dessen Spitze ein gefalteter Ballon sitzt. Ist der Ballon genau in der Engstelle (Stenose) angekommen, wird nun unter Druck Flüssigkeit eingespritzt, damit der Ballon sich entfaltet. Der Durchmesser des Ballons ist vorher genau festgelegt worden, so daß die Engstelle exakt auf die ursprünglichen Maße gedehnt werden kann. Meistens füllt man den Ballon mehrmals für kurze Zeit. Während des Füllens ist die Durchblutung im entsprechenden Kranzgefäß unterbrochen, und der Patient hat möglicherweise Schmerzen wie bei einer Angina pectoris. Im allgemeinen verschwindet die Stenose nicht ganz, sondern es bleibt eine sogenannte *Reststenose,* die sich aber in den folgenden Monaten noch zurückbilden kann. Das alles hört sich sehr einfach und logisch an, aber auch diese Methode hat Grenzen. Das größte Risiko ist ein plötzlicher Gefäßverschluß mit nachfolgendem Infarkt, wenn nicht sofort ein rettender Bypass gelegt wird, um dem gefährdeten Gebiet wieder Sauerstoff zuzuführen. Diese Gefährdung potenziert sich, sobald mehrere Gefäße verschlossen sind und die Dilatation an verschiedenen Stellen durchgeführt werden muß. Es ist deswegen für den Patienten günstiger, solche Eingriffe in spezialisierten Zentren durchführen zu lassen, falls es zu Komplikationen kommt, die einen sofortigen herzchirurgischen Eingriff notwendig machen.

Eine weitere Komplikation ist das sogenannte *Rezidiv.* Unter einem Rezidiv versteht man das Wiederauftreten der scheinbar gelösten Komplikation, eine Wiederholung sozusagen. Bei 20 bis 25 Prozent aller Dilatationen muß bis zu 6 Monate nach dem Eingriff mit einem Rezidiv gerechnet werden, weil die Stenose an derselben Stelle in gleichem oder sogar noch höherem Ausmaß wiederauftritt. Um die Rezidivgefahr zu vermindern, werden Medikamente gegeben, die der Patient exakt nach Anweisung des Arztes einnehmen sollte – auch wenn er sich nun wesentlich besser fühlt: Acetylsalicylsäure (ASS beziehungsweise Aspirin), Kalzium-Antagonisten und ähnliches.

Inzwischen ist man auch dazu übergegangen, bereits bei einer Angina pectoris, besonders bei instabiler Angina pectoris, wenn also Beschwerden schon in Ruhe auftreten, PTCA einzusetzen. Allerdings liegt die Rezidivrate im Falle einer instabilen Angina pectoris mit etwa 50 Prozent um 20 Prozent höher als bei einer stabilen Angina pectoris. Das gilt jedoch nur für die ersten Monate. An einem Rezidiv nach mehreren Jahren ist beispielsweise nicht ein Stenose-Rest schuld, sondern wahrscheinlich der Patient selbst. Seine Grunderkrankung – vermutlich eine Arteriosklerose – hat neue Schadstellen in den Arterienwänden verursacht.

Eine PTCA kann auch bereits eingesetzt werden, wenn im Belastungs-EKG oder durch andere Untersuchungsmethoden (zum Beispiel Thalliumszintigraphie) positiv nachgewiesen wurde, daß beim Patienten eine Ischämie vorliegt.

Weitere invasive Verfahren

Unter invasiv versteht man immer eine (Untersuchungs-)Methode, die in den Körper beziehungsweise in ein Gefäß eindringt, im Gegensatz zu nichtinvasiven Verfahren wie zum Beispiel dem Belastungs-EKG. Weitere invasive Verfahren, von denen manche zur Zeit noch in den Kinderschuhen stecken, sind:

- *Stent:* Dabei bringt man, um die Gefahr eines Rezidivs zu verringern und das Gefäß offen zu halten, eine Spirale in das Gefäß ein, eine netzartige Gefäßstütze, die sich von selbst ausdehnt und das Gefäß wie ein Drahtkorsett offen hält. Stents, flexible Metallgeflechte aus Edelstahl, Tantal oder einer Nickel-Titan-Legierung (Nitinol), sind eine Waffe gegen Durchblutungsstörungen aller Art – nicht nur nach einem Herzinfarkt. Ist das Leben infolge eines Verschlusses in Gefahr, weil die arteriellen Blutbahnen gefäßchirurgisch noch nicht oder nicht mehr zu behandeln sind, können diese durch Miniballons aufgeblasen und durch das »Stützkorsett« offen gehalten werden: Das Blut kann wieder fließen, dem Herzen droht kein Infarkt, dem Gehirn kein Schlaganfall mehr, und das fast abgestorbene »Raucherbein« oder die Beckenarterie werden wieder durchblutet. Dieses Verfahren wendet man auch vielfach an, um die Zeit bis zu einer Operation zu überbrücken.

Mit dem Stent kann nämlich auch eine Halsschlagader wieder eröffnet und so ein drohender Hirninfarkt abgewendet werden. Die Erfolgsrate liegt bei rund 70 Prozent, dagegen ist sie bei den Herzkranzgefäßen sehr begrenzt. Zudem bilden sich häufig Gerinnsel, so daß vorsorglich gerinnungshemmende Medikamente verordnet werden müssen.

Mechanische Methoden zur Überwindung von hartnäckigen Verengungen oder Verschlüssen sind:

- *Atherektomie,* wo mit einem rotierenden Messer an der Spitze des Katheters der Plaque abgetragen wird;
- *Rotablator,* eine ähnliche Methode, aber vergleichbar mit einem schnell rotierenden Bohrer;
- *Rotacs-Verfahren* (Rotational Transluminal Angioplasty Catheter Sy-

stem), wo mit einem langsamen Bohrer der Verschluß durchbohrt wird;

- *Laser* – durch die Energie des Strahls wird der Thrombus aufgelöst;
- *Laser-Ballon-Angioplastie* (LBA) oder *Kombinierte Laser-Ballon-Anwendung* (ELCA = Excimer-Laser-Coronar-Angioplastie). Dabei wird die thermische Energie des Lasers zur Beseitigung des Thrombus eingesetzt und in die neu geschaffene Öffnung sofort der Ballon eingesetzt, um die Engstelle noch weiter zu dehnen.

Alle diese Verfahren sind noch nicht vollkommen ausgereift, und es fehlt vielfach an praktischer Erfahrung. Keine der Methoden gibt die Garantie, daß nie mehr ein Verschluß auftritt.

Die Bypassoperation

Stellt man bei einer Angina pectoris oder nach einem Herzinfarkt fest, daß mehrere Herzkranzgefäße eingeengt sind und eine Dilatation nicht mehr in Frage kommt, empfiehlt der Arzt eine *Bypassoperation*. Darunter versteht man die Überbrückung oder Umgehung eines nicht mehr passierbaren Gefäßabschnittes: zum Beispiel eine operativ angelegte künstliche Umgehung der jeweils hochgradig verengten oder ganz verschlossenen Arterie. Dazu verwendet man möglichst eine körpereigene Vene aus dem Unter- oder Oberschenkel, andernfalls ein Zwischenstück aus Kunststoff. Je nach der Lage, zu der ein Bypass gelegt werden muß, kann auch eine Arterie aus der Innenwand des Brustkorbes verwendet werden, die *Arteria mammaria interna*. Sie wird direkt mit dem Kranzgefäß verbunden. Mit einer Bypassoperation erreicht man in 90 Prozent der Fälle

- eine erhöhte Durchblutung des Herzmuskels und damit eine Verbesserung der Beschwerden beispielsweise einer Angina pectoris,
- eine Verhinderung des Infarktes beim drohenden Verschluß,
- eine Verbesserung der Lebenserwartung des gefährdeten Patienten.

Bei bis zu zehn Prozent aller Fälle kann es nach der Operation zu einem Bypassverschluß kommen, ähnlich dem Rezidiv bei der Dilatation. Einerseits liegt das daran, daß die verpflanzten Venenabschnitte etwas empfindlicher sind als die an einen stärkeren Druck gewöhnten Arterien. Zum anderen müssen die Patienten sich trotz der verbesserten Lebensqualität – mehr Sicherheit und weniger Beschwerden – einen neuen Lebensstil angewöhnen. Das heißt Risikofaktoren vermeiden oder sofort ausschalten, möglichst frühe oder gezielte Bewegungstherapie und das exakte Einhalten der vorgeschriebenen Medikamenteneinnahme. So werden beispielsweise die Patienten nach der Operation mit Antikoagulantien behandelt, damit der Bypass nicht durch ein Blutgerinnsel verschlossen wird.

Die Aneurysmektomie

Unter einem *Aneurysma* versteht man eine Gefäßerweiterung in Form einer angeborenen oder erworbenen Ausbuchtung arterieller Gefäße oder des Herzens selbst. Dabei besteht die Gefahr eines plötzlichen Risses und einer tödlichen Blutung sowohl am Herzen als auch am oder im Gehirn.
Manchmal hat sich ein Herzinfarkt so ausgedehnt, daß er die linke Herzkammer erweitert und ausbuchtet, was man per Angiographie feststellen kann. Nun ist das Herz nicht mehr in der Lage, die erforderliche Leistung zu erbringen, und der Patient bekommt schon bei den kleinsten Anstrengungen keine Luft mehr. Durch eine Operation, die *Aneurysmektomie,* verkleinert oder entfernt nun der Herzchirurg die linke Herzkammer um den Abschnitt, der seine Funktion verloren hat. Dadurch kann das restliche Herz seine Funktionsfähigkeit größtenteils wieder zurückbekommen. Oft behebt man eine außerdem vorhandene Mangeldurchblutung in den betroffenen Abschnitten durch gleichzeitiges Verlegen eines Bypasses.

Künstliche Herzklappe(n)

Die Herzklappen (Segelklappen) – wir erinnern uns – liegen zwischen den Vorhöfen und Kammern des Herzens: Bei der Diastole ziehen sich die Vorhöfe zusammen, wobei sich die Klappen öffnen, damit das Blut aus den Vorhöfen in die Kammern fließen kann. Ein *Herzklappenersatz* kommt nach einem Herzinfarkt dann – und zwar äußerst selten – in Frage, wenn der Infarkt nicht nur die Wand der Herzkammer geschädigt hat, sondern auch die Muskeln, die für den Verschluß der Mitralklappe zwischen dem linken Vorhof und der linken Hauptkammer verantwortlich sind. Die Unfähigkeit dieser Klappe, sich zu schließen, nennt man *Mitralinsuffizienz.* Den Schaden behebt man heute chirurgisch entweder durch eine plastische, klappenerhaltende Operation oder durch Einsetzen *(Implantieren)* einer künstlichen Herzklappe aus biologischem Material wie beispielsweise einer speziell präparierten Herzklappe eines Schweines *(Bioprothese)* oder aber einer Klappe aus Kunststoff.

Einsetzen eines Herzschrittmachers

Hat ein Herzinfarkt den körpereigenen *Herzschrittmacher,* den Sinusknoten (siehe Seite 22), in der Form in Mitleidenschaft gezogen, daß Vorhöfe und Kammern unabhängig voneinander schlagen, so muß dieser Fehler schleunigst korrigiert werden. Im akuten Fall wird auf der Intensivstation – Sie sehen wieder, wie wichtig es ist, daß ein Infarktpatient wirklich fachgerecht versorgt wird – ein sogenannter passagerer (vorübergehender) Schrittmacher an die Armvene gelegt.

Benötigt der Patient auf Dauer einen Schrittmacher, implantiert man diesen mit einem kleinen chirurgischen Eingriff unter der Haut im Brustkorbbereich. Die Implantation eines Herzschrittmachers ist schon seit Jahren fast ein Routineverfahren.

Das Gerät selbst besteht aus einem elektronischen Impulsgeber von etwa fünf Zentimetern Durchmesser und ein oder zwei Elektroden, die je nach Bedarf in der rechten Herzkammer oder auch im rechten Vorhof verankert werden. Der Schrittmacher erzeugt nicht nur die notwendigen »Schrittmacher-Impulse«, sondern registriert auch, wie weit das Herz ohne Hilfe arbeiten kann. Das heißt, er schaltet sich erst dann ein, wenn die natürliche Reizung des Herzreizleitungssystems versagt. Dazu wird der Schrittmacher entsprechend den Bedürfnissen des Patienten programmiert und auch nach der Implantation sowohl ständig überprüft als auch gegebenenfalls neu programmiert.

Das heißt, daß die Angst vieler Menschen, ihr Leben sei nun total von einer Maschine abhängig, wirklich unbegründet ist. Der Schrittmacher ist eher eine zusätzliche Sicherung, die bei Bedarf einspringen kann. Auch die Vorstellungen, daß Außenstehende »ferngesteuert« einen Schrittmacher und damit das Leben seines Trägers manipulieren könnten, sind zwar Inhalt einiger Krimis, aber keine Realität.

Untersuchungen nach einem Herzinfarkt

Kurz erklärt werden sollen noch einige Untersuchungsmethoden, die in der Regel nach einem Herzinfarkt eingesetzt werden – zum Teil aber auch schon früher, zum Beispiel wenn alle Anzeichen für einen Infarkt sprechen. Nach dem Infarkt geht es darum, abzuklären, wie hoch das Risiko eines *Re-Infarktes,* eines weiteren Infarktes also, derzeit und für die Zukunft ist. Danach kann der Arzt die Therapiestrategien ausrichten. Wichtig sind dabei folgende Fragen:

● Wie sehr ist das Herz geschädigt? Wie groß war die Ausdehnung des Infarktes? Funktionieren die Herzklappen noch? Hat sich ein Aneurysma gebildet? Wie groß ist die Belastbarkeit des Patienten?

● Wie viele Herzkranzgefäße außer dem infarktauslösenden sind geschädigt beziehungsweise stark verengt? Droht ein weiterer Infarkt in anderen Abschnitten des Herzens? Oder droht ein Reinfarkt im Infarktgefäß selbst? Ist der Patient durch Rhythmusstörungen gefährdet?

● Welche Faktoren haben zu dem Herzinfarkt geführt? Sind sie korrigierbar und wenn ja, wie? Wie ist die Lebens- und/oder Arbeitssituation des Patienten? Muß sie zu seinem Schutz verändert werden, oder bietet sie sogar Schutz vor einem erneuten Infarkt?

Folgende Untersuchungsmethoden werden zur Beantwortung dieser Fragen eingesetzt:

Belastungs-EKG

Die Besonderheiten des Belastungs-EKGs haben wir bereits an anderer Stelle angesprochen (siehe Seite 80).

Bandspeicher-EKG

Dabei werden, ähnlich wie beim normalen EKG, Elektroden aufgeklebt. Jedoch werden die Kurven 24 Stunden lang von einem kleinen, tragbaren Aufnahmegerät gespeichert und später ausgewertet. Damit erhält der Arzt einen Überblick über die häufig nach einem Infarkt sowohl tagsüber als auch nachts auftretenden Rhythmusstörungen. So kann er eine individuelle Behandlungsstrategie entwickeln und außerdem deren Richtigkeit immer wieder überprüfen. Die neueren Bandspeicher-EKGs geben zudem eine Aussage über Durchblutungsstörungen bei Belastung.

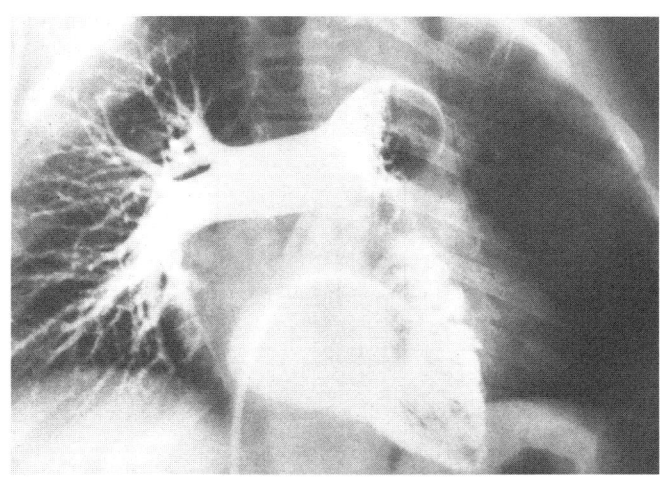

Bild einer CO_2-Doppelkontrastdextrographie

Echokardiographie

Dabei schaut man mit Hilfe eines Ultraschallstrahles in das Herz. Die Echokardiographie ist eigentlich dasselbe Verfahren wie eine Ultraschalluntersuchung beispielsweise in der Gynäkologie oder bei einer Schilddrüsenuntersuchung: eine völlig schmerzlose und ungefährliche Untersuchungsmethode.

Mit ihr kann man nicht nur die Ausdehnung des Infarktes und seine Auswirkungen auf die Funktion des Herzens feststellen, sondern auch, ob sich das Herz erweitert hat, ob sich ein Aneurysma gebildet hat und ob die Herzklappen normal und störungsfrei arbeiten. So erfahren Arzt und Patient viel über die Belastbarkeit des Herzens und dementsprechend wird das Trainingsprogramm nach dem Herzinfarkt festgelegt.

Myokardszintigraphie

Nach dem Infarkt sagt sie aus, ob in nicht vom Infarkt betroffenen Gebieten oder am Rand des Infarktes Durchblutungsstörungen, zum Beispiel unter Belastung, auftreten. Damit gibt sie Hinweise auf eine mögliche Gefahr durch einen weiteren Infarkt.

Natürlich existieren noch weitere bildgebende Verfahren – nicht zuletzt die konventionelle Röntgentechnik –, mit denen sich heute Herzinnenräume und der Klappenapparat in seiner Funktion darstellen lassen, zum Beispiel: CO_2-Doppelkontrastdextrographie, Cineangiographie, Computertomographie (CT) oder Kernspintomographie.

Welche Untersuchungsmethode eingesetzt wird, hängt zum einen vom Zustand des Patienten ab, vom Ermessen des behandelnden Arztes, von der Art und Größe der Klinik und nicht zuletzt vom Kostenrahmen. Aufwendige und teure Untersuchungsverfahren werden Notfällen vorbehalten, für routinemäßige Messungen genügen einfache und kostengünstigere Meßverfahren.

Der Schlaganfall oder Hirninfarkt

Hirnschlag, medizinisch Apoplex oder Apoplexie (griech. »vom Schlag gerührt sein«), Hirninsult, ischämischer Infarkt, Stroke (engl.) oder auch Enzephalomalazie, in der Umgangssprache »Schlaganfall« – gemeint ist immer dasselbe: ein Infarkt, ausgelöst im Gehirn und nicht am Herzen. Die meisten Ärzte gebrauchen inzwischen wegen seiner Ungenauigkeit nicht mehr den Begriff »Schlaganfall«, sondern – auch aufgrund der Ähnlichkeiten mit dem Herzinfarkt hinsichtlich der Auslöser sowie der Risikofaktoren – das Wort »Hirninfarkt«. Denn wie beim Infarkt am Herzen kommt es beim Infarkt am Gehirn durch eine Minderdurchblutung mit entsprechendem Sauerstoffmangel zu einem Absterben des Gewebes. Auch handelt es sich dabei um akute Durchblutungsstörungen als Folge von Verstopfungen der Blutgefäße, die zu einem Absterben von Nervenzellen des Gehirns führen. Während sich jedoch die Durchblutungsstörungen am Herzen ziemlich einheitlich als Schmerzen in Form von Angina-pectoris-Anfällen äußern, spürt man solche Störungen im Gehirn nicht direkt an der betroffenen Stelle. Sie wirken sich mehr auf Funktionen aus, beispielsweise das Sehen, das Sprechen, oder sie zeigen sich als Gesichtslähmungen.
Verschlimmernd kommt hinzu: Etwa ein Viertel der Schlaganfälle tritt ohne Vorwarnung auf – tatsächlich »schlagartig«. Und im Gegensatz zum Herzinfarkt können drohende Hirninfarkte auch bei den Vorsorgeuntersuchungen nicht immer verläßlich festgestellt werden. Dennoch, auch Schlaganfälle »senden« Warnsignale aus – die aber leider nicht immer ernst genommen oder oft nicht als Vorzeichen erkannt werden. Kopfschmerzen, wie viele annehmen, sind es nicht. Die treten erst dann auf, wenn der Infarkt schon passiert ist, beispielsweise bei einer Subarachnoidalblutung, deren Anteil an allen Schlaganfällen bei rund fünf Prozent liegt. Dagegen werden die sogenannten TIA, die transitorischen ischämischen Attacken, oft nicht als Vorboten registriert, weil der Betroffene einfach nicht weiß, daß derartige, nur kurze Zeit auftretende Beschwerden, Warn- und Vorzeichen eines Schlaganfalls sind. Die meisten verbinden mit Apoplex die plötzlich auftretende Lähmung einer Körperhälfte. Hier hat der Hirninfarkt aber bereits stattgefunden.
Deshalb soll in diesem Kapitel nicht nur geklärt werden, wann ein Schlaganfall passiert, sondern auch, wie er sich ankündigt.

Hirninfarkt und Herzinfarkt besitzen zahlreiche Gemeinsamkeiten, vor allem aber auch die, daß jeder Hirninfarkt-Patient ein erhöhtes Risiko hat, einen Myokardinfarkt zu erleiden. Und es kommt noch schlimmer: Jeder Patient mit TIA oder einem Schlaganfall hat eine höhere Wahrscheinlichkeit, an einem Herzinfarkt zu sterben als an einem Hirninfarkt. Deswegen ist bei jedem Patienten, der einen Hirninfarkt durchgemacht hat, nicht nur eine Prophylaxe (Vorsorge) vor einem weiteren Schlaganfall, eine *Sekundärprophylaxe* also, dringend notwendig, sondern man muß auch an den Schutz vor einem Herzinfarkt denken. Und umgekehrt: Herzinfarkt-Patienten sind gleichzeitig Hochrisiko-Patienten für einen Schlaganfall.

Gehirn und zentrales Nervensystem

Eigentlich muß man das menschliche Gehirn als einen Teil des Zentralnervensystems (ZNS) betrachten. Das Gehirn ist in die knöcherne Schädelkapsel, das Rückenmark in den Wirbelkanal eingebettet, der von den Wirbelkörpern und den Wirbelbögen gebildet wird. Dadurch haben diese Teile des ZNS einen besonders wirksamen Schutz gegen Schädigungen von außen. Man unterscheidet aber zwischen Gehirn und Rückenmark, und die enge funktionelle Verknüpfung der beiden Systeme erfolgt einerseits über das *Hypophysen-Zwischenhirn-System,* andererseits peripher (umgebend) über das *vegetative Nervensystem.*

Lassen wir das Rückenmark beiseite und konzentrieren wir uns auf das Gehirn. Es liegt in der Höhle der Schädelschale und berührt an keiner Stelle direkt die Schädelknochen, sondern wird von ihnen durch die Hirnhäute *(Meningen)* getrennt. Grob unterteilt besteht es aus den beiden Hälften des Großhirns, dem *Hirnstamm* und dem *Kleinhirn.* Es wiegt zwischen 1245 und 1375 Gramm und besitzt über zehn Milliarden Nervenzellen. Das Gehirn enthält die Schaltstellen oder »Zentren« für unser Denken, Wahrnehmen, Sprechen und bewußtes Handeln. Man bezeichnet diese Funktionen oft als »höhere«, weil sich darin der Mensch vom Tier unterscheidet. Sogenannte »tiefere« Funktionen besitzen dagegen beide, beispielsweise die Schalt- und Regelstellen für die Atmung, den Kreislauf oder die Körpertemperatur. Im Gegensatz zu den in der Großhirnrinde verteilten »höheren Zentren« liegen diese Nervenzellen in der Tiefe des Gehirns und im Hirnstamm.

Außerhalb von Gehirn und Rückenmark wird das ZNS durch das periphe-

re (umgebende) Nervensystem ergänzt. Damit meint man die Nervenge-
flechte und Nervenstränge, die in alle Körperteile, bis zu Finger- und Zehenspitzen, reichen. Man kann diese peripheren Nerven mit Stromkabeln
vergleichen, weil sie sowohl Informationen zum Gehirn leiten – beispielsweise das Berühren eines heißen Gegenstandes – als auch umgekehrt Reaktionen vom Gehirn zurück an diese Stelle – Schmerzempfindung durch
Verbrennen. Außerdem melden sie Steuerbefehle vom Gehirn in die verschiedenen Körperabschnitte und Organe.

Damit Sie verstehen, was bei einem Hirninfarkt passiert und warum welche Folgeerkrankungen auftreten, finden Sie im folgenden die wichtigsten
Funktionen der verschiedenen Abschnitte des Gehirns erklärt.

Aufbau des Gehirns

Das Großhirn ist spiegelbildlich in zwei weitgehend gleiche Hälften oder
Hemisphären unterteilt. Jede Hälfte untergliedert sich noch einmal in den
Frontal-(Stirn-)Lappen, den *Temporal*-(Schläfen-)Lappen, den *Parietal*-
(Scheitel-)Lappen und den *Okzipital*-(Hinterkopf-)Lappen.

Die beiden Hemisphären des Großhirns ähneln in ihrer Form und dem in-
neren Aufbau spiegelbildlich den beiden Hälften einer Walnuß. Bestimmte
Aufgaben und Leistungen werden ausschließlich oder bevorzugt von einer
Hirnhälfte wahrgenommen oder gesteuert.

Der linken Hirnhälfte entspricht die kontrollierte Informationsverarbeitung, der rechten Hirnhälfte die automatische Informationsverarbeitung.
Im Überblick sieht die Aufgabenverteilung so aus:

Linke Hirnhälfte
(kontrollierte Informationsverarbeitung)
• analytisches, logisches Denken
  (intellektuell)
– sprachlich
– nacheinander verarbeitend
• bewußtes Erleben
• Willkürhandlungen

Rechte Hirnhälfte
(automatische Informationsverarbeitung)
• emotionales, ganzheitliches
  Denken (intuitiv)
– bildlich, räumlich
– melodisch
– parallel verarbeitend
• überwiegend unbewußtes
  Erleben
• Motivation (Wollen)

Das Großhirn ist – von der Seite gesehen – folgendermaßen aufgebaut: Sozusagen von der Stirn bis etwa in die Mitte des Schädels reicht der Stirnlappen (Frontallappen), daran anschließend durch die Zentralfurche getrennt der Scheitellappen mit einem Schläfenlappen auf jeder Seite, im hinteren Schädelbereich befindet sich der Hinterkopflappen und darunter das Kleinhirn.

Die für die Kraftentwicklung verantwortlichen Nervenzellen liegen in einem relativ schmalen Streifen auf beiden Seiten am hinteren Ende des Stirnlappens. Dieser Streifen erstreckt sich jeweils vom Scheitel vor der Zentralfurche *(Sulcus centralis)* nach unten und außen. Direkt dahinter, jenseits der Zentralfurche, liegen am vorderen Rand des Scheitellappens weitgehend spiegelbildlich dazu jene Nervenzellen, die für die Gefühlswahrnehmung verantwortlich sind.

Die Abschnitte für Kraft und Gefühl sind zusätzlich so unterteilt, daß beispielsweise die oben an der Innenseite beider Hirnhälften liegenden Abschnitte für die Beine und die unten liegenden Abschnitte für den Arm und das Gesicht zuständig sind.

Die entsprechenden Stellen für die Funktionen des ganzen Körpers verteilen sich gewissermaßen wie ein »Menschlein« (homunculus) über die Gehirnoberfläche beziehungsweise in den darunterliegenden Nervenzellen.

Das Sprach- und Sehzentrum

Es ist um die seitliche Hirnfurche herum angeordnet und schließt die angrenzenden Abschnitte des Stirn-, Schläfen-, Scheitel- und Hinterkopflappens mit ein. Bei über 95 Prozent der Menschen ist die linke Großhirnhälfte für die Sprache zuständig, bei ein bis zwei Prozent befindet sich das Sprachzentrum in der rechten Hirnhälfte, und bei einem ebenso geringen Prozentsatz sind beide Gehirnhälften zuständig. Man nennt, weil ja die Sprache eine so wichtige Angelegenheit für den Menschen ist, die für sie zuständige Gehirnhälfte deswegen auch die dominante (beherrschende) Hirnhälfte. Was nicht heißt, daß die andere Hemisphäre weniger wichtig ist, ganz im Gegenteil: Sie ist für einige Leistungen verantwortlich, die ausschließlich von ihr gesteuert werden können. Die dominante Hirnhälfte, so Krämer (siehe Literaturliste), »ist nur für die Sprache und das sogenannte analytische, logische Denken und unser bewußtes, willkürliches Handeln wichtiger als die Gegenseite. Die nicht-dominante Seite ist zum Beispiel für unbewußtes Erleben und intuitive, gefühlsmäßige Vorgänge zuständig.«

Dabei wird beim Sprachzentrum zusätzlich zwischen einem »motorischen« und einem »sensorischen« Zentrum unterschieden. Das motorische Zentrum, auch *Broca-Zentrum* genannt, ist hauptsächlich für das Formulieren der Sprache, das sensorische oder *Wernicke-Zentrum* vorwiegend für das Verstehen der Sprache verantwortlich.

Das Sehzentrum liegt ganz hinten im Hinterkopflappen. Die Nervenfasern innerhalb des Gehirns, die ihre Informationen von der Netzhaut über die Sehnerven erhalten und zum Sehzentrum weiterleiten, bezeichnet man als Sehbahn.

Graue und weiße Substanz

Hirnstamm und Kleinhirn sind Sitz tieferer, auch bei Tieren vorhandener Funktionen wie Kontrolle von Atmung und Kreislauf oder unwillkürlich-reflektorisch ablaufende Bewegungsmuster. Den Hirnstamm stellt man sich am besten wie eine Umschalt- und Kabelstation vor. Die Nervenzellen der Hirnnerven sind im Hirnstamm verteilt und alle Nervenbahnen vom Körper zum Großhirn und umgekehrt von der Großhirnrinde zum Körper verlaufen durch den Hirnstamm.

Im Zentralnervensystem finden sich zwei Arten von Gewebe. Sie werden entsprechend ihrem Aussehen als »graue« oder »weiße« Substanz bezeichnet. Vereinfacht kann man sagen, daß die graue Tönung in der Hirnmasse die konzentrierte Ansammlung der Nervenzellen mit ihren Nervenkernen kennzeichnet. Weiß dagegen sind die langen Fortsätze der Nervenzellen in ihren weißen Umhüllungen, den Markscheiden. Sie sind die Leitungsbahnen zu anderen Zellen, zu weiteren Nervenzellen oder peripheren Körperzellen und Organen. Die Gruppen der grauen Nervenkerne und die weiße Substanz sind im Stammhirn und im Zwischenhirn wechselnd verteilt. Im Endhirn liegt die weiße Substanz innen, die graue bildet die Hirnrinde. Ein Querschnitt durch das menschliche Gehirn zeigt die graue Großhirnrinde (Pallium, Hirnmantel oder Cortex) als eine etwa 0,5 Zentimeter dicke Schicht, die Nervenzellen beherbergt und von der aus sogenannte Stammganglien, ebenfalls eine Art Nervenzellen, in die Tiefe des Gehirns reichen. Darunter liegt die weiße Substanz, die subcorticale Markmasse, die aus nervlichen Leitungsbahnen besteht. Diese Nervenfasern sind für die Verbindung zwischen den schätzungsweise 20 Milliarden Nervenzellen unseres ZNS verantwortlich.

Eine hochspezialisierte Steuerzentrale

Unser Gehirn ist also eine aus vielen verschiedenen Teilen zusammengesetzte und extrem spezialisierte Steuerzentrale für die meisten Abläufe des Körpers. Jede Nervenzelle der Hirnrinde steht mit bis zu einigen tausend anderen Nervenzellen in Verbindung. Zwischen ihnen läuft ein dauernder Austausch von Informationen ab.

Verschiedene Nervenzellen haben jeweils bestimmte, nur ihnen zugeordnete Funktionen. Ganz im Gegensatz zu anderen Organen, wie beispielsweise in der Lunge, wo jede Zelle für mehr oder weniger dieselben Vorgänge verantwortlich ist. Zudem sind die Zellen des Gehirns hochspezialisiert: Die einen nehmen Schmerz wahr, andere sind zuständig für Sprechen oder Sehen, wieder andere nur für ganz bestimmte Bewegungsabläufe. So gibt es den VI. Hirnnerv (Nervus abducens), der den äußeren geraden Augenmuskel versorgt, der wiederum die Augen nach rechts dreht. Oder den VII. Hirnnerv, den Nervus facialis oder Gesichtsnerv: Er versorgt als motorischer Nerv die mimische Gesichtsmuskulatur und verläuft in die sensiblen Fasern für die Geschmacksbildung der Zunge, in einen Teil der Fasern des äußeren Gehörgangs und in die parasympathischen Fasern für Tränen-, Nasen-, Gaumen- und Speicheldrüsen. Der XII. Hirnnerv (Nervus hypoglossus) entspringt aus dem verlängerten Mark (Rautengrube) und zeichnet für die Zungenmuskulatur zuständig. Eine Lähmung dieses Nervs, als Folge eines Schlaganfalls beispielsweise, zieht schwere Schluck- und Sprachstörungen *(Hypoglossuslähmung)* nach sich.

Diese Spezialisierung der Hirnnerven hat Vor- und Nachteile, wie Krämer erklärt: »Der Hauptvorteil besteht wie bei allen Spezialisierungen in einer hohen Leistungsfähigkeit. Der Hauptnachteil liegt darin, daß die anderen Nervenzellen bei einer Störung wie bei einem Schlaganfall nicht in der Lage sind, die Aufgaben ausgefallener Gehirnabschnitte zu übernehmen. Dies macht sich auch deswegen besonders nachteilig bemerkbar, weil abgestorbene Nervenzellen des Gehirns im Gegensatz zu vielen anderen Geweben des Körpers nicht nachwachsen können.«

Das »Überkreuzungs-Phänomen«

Unser Gehirn ist wirklich eine komplizierte und phantastische Einrichtung. Nun kommt nämlich noch etwas hinzu, was gerade bei einem Schlaganfall äußerst wichtig zu wissen ist: Wir haben vorhin bereits über die beiden spiegelbildlichen Gehirnhälften und ihre Unterschiede gehört. Mit Ausnahme dieser wenigen Unterschiede besitzen die beiden Großhirnhälften

110

einen gleichartigen Aufbau und eine gleichartige Funktion. Nun könnte man annehmen, die rechte Seite des Hirns sei auch für die rechte Körperhälfte zuständig. Aber genau das Gegenteil ist der Fall: Jeweils eine Hirnhälfte ist in der Hauptsache für die ihr *gegenüberliegende* Körperseite zuständig.

Das heißt, im Gehirn sind die Nervenzellen für den Bewegungsablauf der Beine nicht für beide Beine zuständig, sondern die entsprechenden Nervenzellen der linken Hirnhälfte »bewegen« das rechte Bein, die der rechten Hemisphäre das linke. Der Grund dafür ist, daß sämtliche vom Gehirn absteigenden Nervenbahnen sich etwa in Höhe des Nackens kreuzen, um dann auf die gegenüberliegende Körperhälfte zu ziehen. Mit anderen Worten: Die linke Hirnhälfte kontrolliert die meisten Körperfunktionen der rechten Seite, während die rechte Hemisphäre für die linke Körperseite verantwortlich ist. Ein Druck der rechten Hand aktiviert die Hirnzellen der linken Großhirnrinde, und wer den linken Zeh anstößt, mobilisiert die Nervenzellen der rechten Hirnhälfte.

Wenn es folglich bei einem Schlaganfall zu Gefühlsstörungen oder Lähmungserscheinungen auf der rechten Körperseite kommt, kann man davon ausgehen, daß sich die Durchblutungsstörungen in der linken Großhirnhälfte befinden. Dagegen führen Infarkte im Hirnstamm, welcher zwischen dem Groß- und Kleinhirn auf der einen und dem Rückenmark auf der anderen Seite liegt, oft zu sogenannten »gekreuzten neurologischen Ausfällen« oder Störungen.

Das sind beispielsweise Taubheitsgefühl im rechten Arm und Lähmungen in der linken Gesichtshälfte.

Im Hirnstamm liegen außerdem die Zellkerne der meisten Hirnnerven, die für die Bewegung der Augen, die Gefühlswahrnehmung, die Beweglichkeit der Gesichtsmuskeln, für Hören und Gleichgewicht sowie für Schlucken und Stimmbildung zuständig sind.

Vom Herzkreislauf zum Hirnkreislauf

Um normal funktionieren zu können, benötigt das Gehirn – genauso wie das Herz – eine ständige Versorgung mit Sauerstoff und Energie. Denn einerseits hat es einen sehr hohen Energiebedarf, andererseits nur einen sehr kleinen Vorrat an energieliefernden Substanzen. Energie wie auch Sauerstoff werden durch das Blut herbeigeschafft: der Sauerstoff von den roten Blutkörperchen (Erythrozyten), die Energie in Form von Glukose (Zucker) und Proteinen (Eiweiß) im Blutplasma. Je nach Bedarf des Gehirns löst sich der Sauerstoff dort und geht in die Nervenzellen über.

Schon im Ruhezustand wird vom Herzen jede Minute rund ein dreiviertel Liter Blut durch das Hirn gepumpt, was pro Tag immerhin etwa 1000 Litern entspricht. Und das, obwohl das Gehirn nur zwei Prozent des Körpergewichts ausmacht. Doch wegen seiner Hochleistungsarbeit benötigt es ein Sechstel bis ein Siebtel des gesamten Blutkreislaufes, ein Viertel des insgesamt zur Verfügung stehenden Sauerstoffs und ebensoviel der Energie.

Die Versorgung des Hirns läuft über die Hirnarterien. Drei große Arterien steigen vom Aortenbogen des Herzens zum Kopf auf und decken das Gehirn über zahlreiche Verzweigungen mit Sauerstoff und Glukose ab. Zum Herzen wird das Blut von klappenlosen Venen (im Gegensatz zu den Venenklappen beispielsweise in den Beinen, die ein Zurückfließen des Blutes verhindern) über den *Hirnsinus,* die *Hals-* oder *Gesichtsvenen* oder von den *Venen des Wirbelkanals* zurückgeleitet.

Das arterielle Versorgungssystem

Unser Hirn ist ein äußerst kompliziertes Gebilde. Deswegen ist die Hirndurchblutung auch nicht ganz einfach, aber sehr logisch aufgebaut. Ihre Besonderheit besteht darin, daß viele Abschnitte des Gehirns ausschließlich von einer Arterie versorgt werden, ohne daß ausreichende weitere Zuflußmöglichkeiten über Ersatzgefäße oder Seitenwege bestehen. Prof. Krämer vergleicht dieses Gefäßnetz mit einer Stadt, deren Straßen die Arterien darstellen. Viele der Arterien sind dann vergleichbar mit Sackgassen ohne Verbindung zu anderen Straßen.

Diese »Stadt«, so Krämer, solle man sich auf einer Halbinsel liegend vorstellen, zu der es vom »Festland«, dem Körper, vier führende Versorgungsstraßen gibt. Und zwar für jede Stadthälfte eine größere vordere und eine kleinere hintere Zufahrtsstraße. Dabei bilden die beiden größeren vorderen Verbindungsstraßen die Zufahrt zum sogenannten vorderen Hirnkreislauf, die beiden kleineren den Zugang zum hinteren Hirnkreislauf. Beide Kreislaufsysteme in dieser »Stadt« sind durch eine »Ringstraße« sowohl miteinander als auch mit den »Straßen« der anderen Hirnhälfte verbunden.

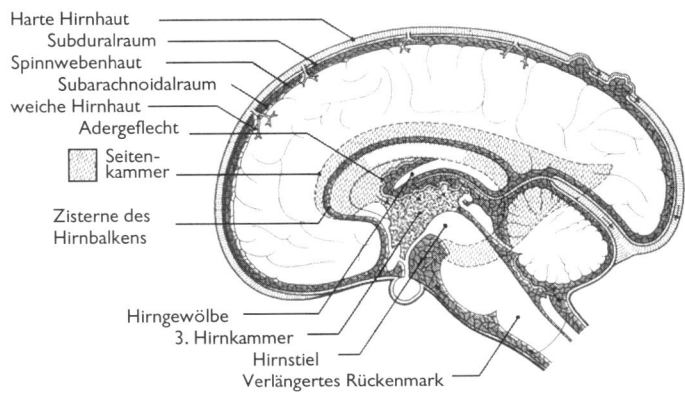

Harte Hirnhaut
Subduralraum
Spinnwebenhaut
Subarachnoidalraum
weiche Hirnhaut
Adergeflecht
Seiten-
kammer

Zisterne des
Hirnbalkens

Hirngewölbe
3. Hirnkammer
Hirnstiel
Verlängertes Rückenmark

Längsschnittansicht des Gehirns

Der vordere Hirnkreislauf wird von der inneren Halsschlagader *(Arteria carotis interna)* gespeist und versorgt fast das gesamte Großhirn. Sie verzweigt sich in die Augenarterie *(Arteria ophthalmica)* und teilt sich anschließend in die vordere Hirnarterie *(Arteria cerebri anterior)* und in die mittlere Hirnarterie *(Arteria cerebri media)*. Dabei versorgt die mittlere Hirnarterie rund 70 Prozent der Großhirnhälften einschließlich derjenigen Arterien, die für die Sprache, die Kraft und die Gefühlswahrnehmung (vor allem in Armen und Gesicht) zuständig sind. Sie ist von allen Hirnarterien die bei Schlaganfällen am häufigsten beteiligte Arterie.

Der hintere Hirnkreislauf entspringt der rechten und der linken Wirbelsäulenarterie *(Arteria vertebralis),* die sich zur Hirnbasisarterie *(Arteria basilaris)* zusammenfügen und dann teilen in die hintere Hirnarterie (Arteria cerebri posterior), die Kleinhirnarterien (Arteriae cerebelli) und in die Hirnstammarterien. Durch den hinteren Hirnkreislauf fließen rund 20 Prozent des Blutes für das Gehirn, die anderen 80 Prozent fließen jeweils zur Hälfte in die rechte und linke Hirnhälfte durch den vorderen Hirnkreislauf.

Die Gehirnarterien sind über einen Verbindungsring in den Anfangsabschnitten sowie ein Verbindungsnetz der verschiedenen Endäste miteinander verbunden. Dieser arterielle Verbindungsring, benannt nach einem englischen Arzt als *Circulus arteriosus Willisi*, ermöglicht zusammen mit anderen Gefäßen Umgehungskreisläufe oder Seitenwege für die Blutversorgung bei Verschlüssen der Halsschlagader oder von Arterien im Kopf.

Allerdings ist der Circulus arteriosus Willisi nur bei jedem zweiten Menschen normal angelegt. Häufig sind die Verbindungsarterien auf einer oder auf beiden Seiten sehr dünn (hypoplastisch) oder zeigen einen abnormen Verlauf oder fehlen sogar ganz. Doch auch hier hat die Natur Vorsorge getroffen.

Der Kollateralkreislauf
Darunter versteht man einen Nebenkreislauf, und zwar einen Ersatzkreislauf, der sich bei Verschluß eines Kreislaufabschnittes selbst bildet oder künstlich angelegt werden kann.
Unser Gehirn ist dadurch in gewisser Weise bereits auf einen Notfall eingerichtet, und zwar durch die *Kollateralen*. Normalerweise fließt über die zuvor beschriebenen Verbindungsarterien nur sehr wenig Blut von einer Seite zur anderen oder von vorn nach hinten und umgekehrt. Bei einer starken Einengung oder bei einem Verschluß der großen Arterien erhalten die Nebenäste der Hauptarterien die Blutversorgung aufrecht. Nun werden bei älteren Menschen ja nicht nur die Herzkranzgefäße unelastischer und weniger durchgängig, sondern auch teilweise die großen Gehirnarterien. Hier paßt sich der Kollateralkreislauf allmählich den Gegebenheiten an, indem immer mehr Blut durch die Umgehungsäste fließt. Bei jüngeren Menschen kann der Kollateralkreislauf auch im Notfall einspringen, beispielsweise bei einem Verschluß einer Wirbelsäulenarterie.

Das venöse Entsorgungssystem

Nach der Abgabe von Sauerstoff und Zucker aus den Kapillaren des Gehirns muß das Blut, wie auch in den übrigen Kapillaren des Körpers, über die Venen wieder zum Herzen und zur Lunge zurückfließen, um neu angereichert zu werden.
Das kohlendioxidreiche Blut aus Kapillaren und Venen sammelt sich noch innerhalb des Kopfes in dem sogenannten *Hirnsinus*, zwei vergleichsweise großen venösen Blutgefäßen. Der *Sinus sagittalis superior* (außen) verläuft entlang dem Scheitel in der Kopfmitte nach hinten, der *Sinus sagittalis inferior* (innen) liegt im Gehirn. Beide sind von straffem collagenhaltigem Bindegewebe der Hirnhaut umgeben, weswegen der Druck in ihnen stets etwas niedriger ist als in den sonstigen Blutgefäßen des Gehirns. Die beiden vereinigen sich am Hinterkopf, um dann über die rechte und linke

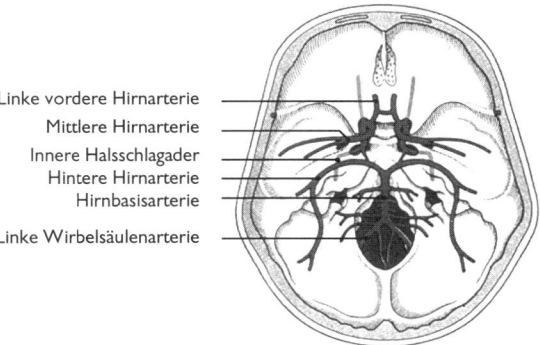

Linke vordere Hirnarterie
Mittlere Hirnarterie
Innere Halsschlagader
Hintere Hirnarterie
Hirnbasisarterie

Linke Wirbelsäulenarterie

Das arterielle Versorgungssystem des Gehirns

Halsvene zum Herzen zu gelangen. *Sinusvenenthrombosen* machen etwa ein Prozent der Schlaganfälle aus und kommen am häufigsten im Sinus sagittalis superior vor. Die Ursachen dafür sind entweder benachbarte eitrige Entzündungen wie zum Beispiel Nasennebenhöhlenentzündungen oder eine erhöhte Gerinnungsneigung des Blutes.

Das Durchblutungssystem des Gehirns

Auch die Durchblutung des Gehirns erfolgt nach einem eigenen System, nämlich durch eine Selbstregulation (Autoregulation). Das ist eigentlich sehr einleuchtend, wenn man zum einen bedenkt, daß der Kopf und damit das Gehirn sich durch seine Position allen möglichen Begebenheiten anpassen muß, zum anderen, daß ja die Funktion sämtlicher übrigen Körperteile von der Steuerung durch das Gehirn abhängt. So können die Arteriolen des Gehirns innerhalb von 13 bis 30 Sekunden ihren Durchmesser verändern und dadurch Schwankungen des allgmeinen Blutdrucks im Körper – sei es durch starken Blutdruckabfall oder durch extremen -anstieg – über weite Strecken ausgleichen. Dies gilt sogar, wenn in anderen Organen des Körpers bereits Durchblutungsstörungen auftreten oder wenn beispielsweise durch starke körperliche Belastung der Blutdruck so gefährlich ansteigt, daß eine Arterie im Kopf zu platzen droht.

115

Für die Messung der Autoregulation ist der sogenannte mittlere arterielle Wert wichtig. Als Faustregel gilt:

diastolischer Wert plus ein Drittel der Differenz zwischen systolischem und diastolischem Wert.

Bei einem Blutdruck von 170/110 mmHg wäre der mittlere arterielle Wert also:

$$110 + (60:3) = 110 + 20 = 130 \text{ mmHg.}$$

Bei mittleren arteriellen Druckwerten von 50 bis 60 mmHg fällt auch die Hirndurchblutung deutlich ab, und bei mittleren Werten über 150 mmHg dehnen sich die Hirnarterien parallel zum zunehmenden Druck aus. In diesem Fall liegt jedoch der systolische Wert deutlich über 200 mmHg.

Die Hirndurchblutung steigt durch
· Blutarmut (Anämie),
· Blutverdünnung,
· hohe arterielle Kohlendioxid-Konzentration und durch einen
· mittleren Blutdruck über 200 mmHg.

Die Hirndurchblutung nimmt ab durch
· Vermehrung von Blutkörperchen *(Polyzythämie),*
· Bluteindickung,
· niedrige arterielle Kohlendioxid-Konzentration und durch
· erhöhten Hirndruck.

Die Steuerung der Hirndurchblutung hängt vor allem vom Sauerstoffgehalt des Hirngewebes ab und spielt mit Durchblutung, Stoffwechsel und Funktion des Gehirns eine wechselseitige Rolle. Die Bewegung einer Hand oder eines Beines steigert die Durchblutung und damit den Stoffwechsel des dafür zuständigen Hirnabschnittes.
Diese enge Verknüpfung zwischen Blutfluß und Stoffwechsel geht jedoch bei einem Hirninfarkt verloren. Beispielsweise kann sogar in den ersten Tagen nach einem Schlaganfall die Durchblutung des Gehirns erhöht sein, obwohl die Stoffwechseltätigkeit deutlich abfällt. Man nimmt an, daß dieser Zustand einer übermäßigen Durchblutung, den man als »Luxusperfusion« bezeichnet, die dem Infarktgebiet benachbarten Zellen schützen soll.

Wie kommt es zum Hirninfarkt oder Schlaganfall?

Wie der Herzinfarkt ist auch der Hirninfarkt oder Schlaganfall in erster Linie eine Folge unserer »modernen« Lebensgewohnheiten, die unter anderem zu Bluthochdruck führen. Diese Verhaltensweisen sind zugleich auch Risikofaktoren, weil sie neben dem Herz- als auch den Hirninfarkt begünstigen – nur ist ihre Reihenfolge ein wenig anders.

Hauptrisikofaktor für den Schlaganfall ist der Bluthochdruck.

Rund 80 Prozent aller Schlaganfälle sind die Folgen einer verminderten Durchblutung von Hirnabschnitten. Man bezeichnet dies als *ischämischen Hirninfarkt* oder *zerebrale Ischämie*. Bei etwa 15 Prozent der Schlaganfälle ist die Ursache eine Blutung in das Hirngewebe, eine *intrazerebrale Blutung*. In etwa fünf Prozent der Fälle wird der Infarkt durch eine Blutung unter das weiche Hirngewebe verursacht, durch eine *Subarachnoidalblutung*.

Beim *ischämischen Hirninfarkt* entsteht durch eine Verengung eines Gefäßes im Gehirn oder im Bereich der Halsgefäße eine Mangeldurchblutung der hinter diesem Gefäßabschnitt liegenden Anteile des Nervensystems. Ursachen für diese Arterienverengung oder den Arterienverschluß sind arteriosklerotische Veränderungen der Hirngefäße – beim Myokardinfarkt finden diese Veränderungen in den Herzkranzgefäßen statt. Deshalb kann man den ischämischen Hirninfarkt ohne weiteres mit dem Herzinfarkt vergleichen. Ischämische Schlaganfälle ereignen sich häufig nachts, wenn es zu dem normalerweise im Schlaf auftretenden Blutdruckabfall kommt und die Durchblutung infolge des verminderten Druckes in den Gefäßen nicht mehr ausreicht. Das kann aber ebenso passieren, wenn die Herztätigkeit schlecht ist und die Pumpfunktion des Herzens abnimmt.

80 bis 90 Prozent aller Schlaganfälle sind auf eine Arteriosklerose zurückzuführen. Der Infarkt – am Herzen oder am Hirn – ist dann die letzte Konsequenz. Herz- wie Hirninfarkt haben also ähnliche Risikofaktoren und können sogar gemeinsam auftreten. Daher ist es wichtig, die Arteriosklerose, eine relativ rasch fortschreitende Krankheit, möglichst zügig zu bremsen und gegebenenfalls mit Medikamenten dafür zu sorgen, daß das Blut sich wieder verflüssigt und ungehindert fließt (siehe Seite 138). Zur Behandlung gehört auch eine sofortige Ernährungsumstellung: weniger (tierisches) Fett, mehr Ballaststoffe und Kohlenhydrate sowie Verzicht auf Alkohol, um den Blutdruck und das Gewicht zu senken. Und ganz wichtig: Mit dem Rauchen aufhören! Sie wissen ja inzwischen, daß allein die Behandlung einer Hypertonie das Schlaganfallrisiko um 40 Prozent senkt!

Gibt es Vorboten?

Ein Schlaganfall kündigt sich meistens, aber nicht immer an. Man kann also nicht nur der Entstehung eines Schlaganfalles vorbeugen, sondern auch Warnzeichen erkennen. Und das ist sehr, sehr wichtig. Denn je schneller der Betroffene richtig behandelt wird, desto günstiger sind die Chancen, daß er keine bleibenden Schäden davonträgt. Über die Risikofaktoren, die zu einem Schlaganfall führen, ist der Großteil der Bevölkerung gut informiert. Bei einer Umfrage nannten immerhin 73 Prozent den Bluthochdruck als Hauptrisikofaktor. Anders sieht es dagegen mit den Vorboten beziehungsweise den ersten Anzeichen eines Schlaganfalles aus:
Rund 60 Prozent meinten, Nicht-Mediziner könnten Anzeichen für einen Schlaganfall nicht erkennen. Die restlichen 40 Prozent verwechselten zum Teil Vorboten und Risikofaktoren. Lediglich zehn Prozent der Bevölkerung würden vorübergehende Lähmungserscheinungen, Sprachstörungen oder Bewußtseinsstörungen als Vorboten eines Schlaganfalles deuten. Fatal daran ist, daß trotz richtiger Interpretation der Vorzeichen viele nicht sofort einen Arzt rufen, sondern erst einmal einige Zeit abwarten. Für rund sieben Prozent der Bevölkerung ist der Schlaganfall ein unabwendbares Ereignis, das sich nicht verhindern läßt (Infratest 1990). Viel hat sich seit dieser Umfrage nicht geändert. Jedoch – ein Schlaganfall läßt sich verhindern, vor allem, wenn man die drohenden Vorzeichen erkennt und sofort richtig handelt.

Risikofaktor Alter

Das Risiko, einen Schlaganfall zu erleiden, steigt mit zunehmendem Alter. Von 100.000 Sechzig- bis Siebzigjährigen bekommen jährlich etwa 400 einen Schlaganfall. Bei den über 75jährigen sind es schon dreimal soviel.

Schlaganfall-Altersverteilung
- 3 % jünger als 40 Jahre
- 30 % jünger als 50 Jahre
- 55 % jünger als 60 Jahre

Mehr als die Hälfte der Schlaganfallpatienten befindet sich noch im erwerbsfähigen Alter.

Gegen das Alter selbst kann man nichts machen, wohl aber gegen vorzeitiges Altern*. In den ersten vier Wochen nach dem Schlaganfall stirbt jeder dritte Patient. Ein Drittel der Betroffenen bleibt nach dem Apoplex schwer behindert oder pflegebedürftig, sie verbringen ihr restliches Leben im Rollstuhl oder im Bett, angewiesen auf fremde Hilfe. In Deutschland leben zur Zeit etwa 800.000 Menschen, die an den Folgen eines Schlaganfalls leiden. Und obwohl mit steigendem Durchschnittsalter der Bevölkerung natürlich die Häufigkeit von Schlaganfällen zunimmt, trifft es immer häufiger jetzt auch junge Menschen. Eine neue Risikogruppe sind Frauen, die Bluthochdruck haben, eventuell übergewichtig sind, die rauchen und die Antibabypille nehmen (siehe Seite 158). Das gilt vor allem für Frauen ab dem 35., 40. Lebensjahr. Denn die Pille allein, gerade die »moderne« Pille der vierten Generation, birgt kein Schlaganfallrisiko. Gefährlich wird sie erst in Kombination mit anderen Risikofaktoren.

Die Warnsignale für einen Schlaganfall

Krankheitssymptome als Folge einer Mangeldurchblutung sind nicht immer anhaltend, sondern manchmal sehr flüchtig. Dann dauern sie oft nur Sekunden oder Minuten. In diesen Fällen hat ein kleines Blutgerinnsel vorübergehend ein wichtiges Blutgefäß verschlossen und sich dann wieder aufgelöst. Danach stellt sich auch die Durchblutung wieder ein. Diese flüchtigen Durchblutungsstörungen im Gehirn nennt man *transiente* oder *transitorische* (vorübergehende) *ischämische Attacken*, abgekürzt *TIA*. Sie sind für das Gehirn in etwa dasselbe wie ein Angina-pectoris-Anfall für das Herz.

Schlaganfall – Symptome der TIA
TIA-Ausfälle dauern:
· länger als 1 Minute
· meist 5 bis 10 Minuten
· weniger als 24 Stunden

---

* vgl. »Die Jahre zählen nicht« von Helga Vollmer, Ehrenwirth Verlag 1993

Vorübergehende ischämische Attacken (TIA)

TIA dauern im allgemeinen wenige Minuten, höchstens mal ein paar Stunden. Es sind nur kurze Zeit anhaltende und sich völlig zurückbildende Durchblutungsstörungen des Gehirns, wobei die neurologischen Ausfälle nach spätestens 24 Stunden wieder abgeklungen sind. Man darf sie aber keineswegs verharmlosen. Etwa ein Drittel der Patienten mit TIA erleidet innerhalb der nächsten fünf Jahre einen Schlaganfall mit bleibenden Folgen. Noch gefährlicher sind TIA für Patienten, die bereits einen Schlaganfall überlebten: Sie haben mit TIA ein deutlich erhöhtes Risiko für einen zweiten Schlaganfall (Re-Infarkt). TIA müssen jedoch auch als Vorboten für einen Myokard-Infarkt ernst genommen werden. Sie sehen, auch hier besteht wieder ein enger Zusammenhang zwischen dem Infarkt des Hirns und dem des Herzens beziehungsweise umgekehrt. Neurologische Ausfälle dauern zwischen 60 Sekunden und 15 Minuten und sind meist nach 24 Stunden vollständig abgeklungen. *Schlaganfall – typische TIA-Kennzeichen:*

- Plötzliche Schwäche oder Gefühlsstörungen einer Körperseite (halbseitig), besonders des Gesichtes oder des Armes.
- Plötzliche Sprachschwierigkeiten oder Schwierigkeiten, Gesprochenes zu verstehen *(motorische Aphasie)*; eventuell verbunden mit Schluckstörungen *(Dysphagie)*.
- Plötzliche Sehstörung, vor allem, wenn sie nur bei einem Auge auftritt.
- Vorübergehende Doppelbilder und/oder kurze Erblindung auf einem Auge.
- Erstmalig und plötzlich auftretende, äußerst heftige Kopfschmerzen, die dann schlagartig wieder verschwinden.
- Plötzlich eintretende Gleichgewichtsstörungen mit Unsicherheit beim Gehen.

Eine TIA ist jedoch unwahrscheinlich, wenn *nur* Schwindelgefühl, *nur* Kopfschmerzen (Migräne) oder *nur* Gedächtnislücken auftreten. Eine typische TIA ist eine Kombination aus *Gleichgewichtsstörung, Sehstörungen (Doppelbildern) und/oder Erblindung auf einem Auge.*

Viele dieser Warnzeichen können auch Hinweise auf andere Krankheiten sein. Gerade deswegen ist es wichtig, sofort einen Arzt aufzusuchen, wenn derartige Symptome auftreten, damit zum einen abgeklärt wird, worauf diese Erscheinungen basieren, zum anderen, um gegebenenfalls Vorbeugemaßnahmen einzuleiten. Eine sofortige Behandlung durch den Arzt ist schon deshalb notwendig, weil zu Beginn der Ausfallerscheinun-

120

gen nicht absehbar ist, ob sie flüchtig sein werden oder ob sich ein Schlaganfall mit bleibenden Symptomen entwickelt.

Verlängerte ischämische Attacken (RIND)

Was versteht man nun unter *RIND*? Es ist die Abkürzung für *reversibles* (sich zurückbildendes) *ischämisches neurologisches Defizit.* Im Deutschen wird vor die Abkürzung oft noch ein P gestellt für »prolongiert« (= verlangsamt, verzögert verlaufend) oder für »partiell« (= teilweise). RIND oder PRIND sind, um es vereinfacht auszudrücken, verlängerte TIA. Sie können bis zu drei Wochen dauern, bilden sich aber auf jeden Fall wieder zurück. Sie sind Warnsignale dafür, daß die Hirndurchblutung über einen längeren Zeitraum nicht ausreichend war. Mit einer Magnetresonanztomographie läßt sich meist abgestorbenes Gewebe nachweisen. Das Risiko für einen nachfolgenden »richtigen« Schlaganfall ist bei RIND etwa genauso hoch wie bei TIA.

Der »minor stroke«

Das gilt auch für den *minor stroke,* zu deutsch »kleinerer Schlaganfall«, bei uns oft »Schlägle« oder »Schlägelchen« genannt. Irrtümlicherweise glauben viele noch, daß so ein kleiner Schlaganfall im Gegensatz zum Herzinfarkt keinen eigentlichen Notfall darstellt. Viele warten sogar erst noch ab, ob die Symptome nicht nach einiger Zeit von allein verschwunden sind. Selbst manche Ärzte oder Sanitäter wissen immer noch nicht, daß es für den Hirninfarkt genauso wie für den Herzinfarkt ein sogenanntes *therapeutisches (Behandlungs-)Fenster* gibt: einen Zeitraum, innerhalb dessen mit der Therapie begonnen werden muß, um ein größeres Ereignis zu vermeiden und bleibende Schäden auszuschließen.

Was der Arzt tun kann

Welche Untersuchungen sind notwendig, wenn Sie derartige Warnzeichen bei sich entdeckt haben?

- Zunächst muß – ähnlich wie beim Risikoprofil für den Herzinfarkt – abgeklärt werden, welche Risikofaktoren für einen Schlaganfall bei Ihnen vorliegen.
- Daran anschließend wird der Arzt eine gründliche internistische Unter-

suchung durchführen, wobei er dem Blutdruck als Hauptrisikofaktor besondere Aufmerksamkeit schenken wird.

- In einer neurologischen Untersuchung wird festgestellt, ob bereits Ausfallerscheinungen des Gehirns mit bleibenden Schäden vorhanden sind.
- Mit Laboruntersuchungen wird Ihr Arzt nach Begleiterkrankungen oder Stoffwechselstörungen wie Diabetes oder erhöhte Blutfettwerte fahnden.

Außerdem sind apparative Untersuchungsmethoden sehr wichtig:

- Eine Ultraschalluntersuchung der Blutgefäße des Gehirns (Dopplersonographie, Duplexsonographie und transkranielle Dopplersonographie) und der Halsgefäße; damit läßt sich gefahrlos und schmerzfrei der Zustand der Gefäße untersuchen.
- Ein Elektrokardiogramm (EKG) des Herzens, mit dem Funktionsstörungen des Herzens und Herzrhythmusstörungen festgestellt werden können.
- Eine Ultraschalluntersuchung des Herzens, eine Echokardiographie, weist mögliche Blutgerinnsel im Herzen nach, die Ausgangsstation für Embolien im Gehirn sein können.
- Eine Computertomographie (CT oder MRT), mit der Schichtaufnahmen des Gehirns gemacht werden, ist ebenfalls manchmal notwendig.

Wie schützt man sich vor einem Schlaganfall?

Ein Schlaganfall kann jeden treffen, auch den jungen Menschen. Und einen Schlaganfall zu erleiden, ist oft noch schrecklicher als ein Herzinfarkt. Denn durch ihn kann man zum Pflegefall werden, für den Rest des Lebens auf die Hilfe anderer angewiesen sein.
In der Bundesrepublik erleidet alle zwei Minuten ein Mensch einen Schlaganfall. Von den über 250.000 Patienten, die pro Jahr vom Schlag getroffen werden, stirbt mehr als ein Drittel innerhalb der ersten 30 Tage. Ein weiteres Drittel verbringt sein Leben gelähmt im Bett oder im Rollstuhl, auf fremde Hilfe angewiesen. An Durchblutungsstörungen des Gehirns erkranken außerdem jährlich 300.000 Bundesbürger, ausgelöst durch Risikofaktoren wie hoher Blutdruck, Rauchen, Übergewicht und zu viel Fett im

Blut. Sie sind Anwärter auf einen Schlaganfall oder auf einen Herzinfarkt – oder sogar auf beides. Und damit sind wir wieder beim Thema »Risikofaktoren«. Sie kennen sie bereits, man kann sie nur ständig wiederholen und vor ihnen warnen: Bluthochdruck, falsche, und zwar zu fette Ernährung, Arteriosklerose, Rauchen, wenig Bewegung, Übergewicht, Diabetes, regelmäßiger und übermäßiger Alkoholgenuß.

· Die wichtigste Maßnahme, einem Schlaganfall oder einem zweiten Schlaganfall wirksam vorzubeugen, ist das Ausschalten möglichst vieler, am besten aller Risikofaktoren. Sie beugen dadurch auch einer Arteriosklerose vor und halten sie auf.
· Lassen Sie regelmäßig Ihren Blutdruck messen!
· Gehen Sie regelmäßig zum kostenlosen Check-up!
· Lassen Sie Ihre Zuckerwerte überprüfen!
· Sorgen Sie für ein normales Gewicht
  (kg = Körpergröße in cm minus 100)!
· Sorgen Sie für viel Bewegung, oder treiben Sie Sport!
· Bauen Sie unguten Streß ab!

Erste Hilfe bei Verdacht auf Schlaganfall

Stellen Sie sich vor, in der Fernmeldezentrale einer großen Stadt findet eine Explosion statt. Alle Verbindungen sind unterbrochen. Etwa dieselbe Wirkung hat ein Schlaganfall auf den Menschen, auf seinen Körper, auf seinen Organismus. Der Gefäßverschluß, das auslösende Moment für den Apoplex, hat das Versorgungssystem für Sauerstoff und Nährsubstanzen unterbrochen. Dies führt zum Ausfall wichtiger Gehirnregionen. Betroffen sind vor allem die höheren Zentren, die wichtige Hemmfunktionen haben und die das Zusammenspiel aller unbewußt ablaufenden Bewegungsprogramme, der Haltung und der Gleichgewichtsreaktionen koordinieren. Gestört sind aber auch die sinnliche Wahrnehmung, die räumliche Orientierung, Gedächtnis, Erkenntnisvermögen und Verhalten.
Wer selbst einen Schlaganfall erleidet, muß versuchen, die Symptome zu realisieren und richtig zu deuten, nicht sie zu negieren oder gar zu vergessen. Denn die einzige und oft lebenserhaltende Möglichkeit, weitere lebensbedrohende Gefahren von sich abzuwenden, ist die sofortige Behandlung durch den Arzt. Dasselbe gilt, wenn Sie bei einem anderen Menschen Anzeichen bemerken, die auf einen Apoplex hinweisen.

Diese Symptome sprechen für einen Schlaganfall:
- Lähmung einer Körperseite, Gefühlsstörungen einer Körperseite, Sprachstörungen und Sehstörungen.

Das müssen Sie bei einem Schlaganfall tun:
- Wenn Sie selbst betroffen sind oder ein anderer in Ihrer Anwesenheit einen Schlaganfall erleidet, **sofort** den Hausarzt oder Rettungsdienst/Notarzt verständigen: genaue Adresse oder Position angeben, Alter, Geschlecht und bekannte Risikofaktoren nennen. Wohnungs- und Haustür öffnen.
- Bis zum Eintreffen der Hilfe den Patienten oder sich selbst in eine stabile Seitenlage bringen – ein Arm unter dem Kopf verschränkt, das Gesicht schräg nach unten –, um bei Eintritt von Bewußtlosigkeit und Erbrechen Ersticken zu verhindern.

Woran merkt man, daß jemand einen Schlaganfall erleidet?

Wie Sie wissen, müssen Sie davon ausgehen, daß es *den* Schlaganfall nicht gibt. Was bedeutet, daß nicht nur jeden der »Schlag treffen« kann – die Hälfte aller Schlaganfallpatienten ist zwischen 40 und 65 Jahre alt – sondern auch noch auf völlig verschiedene Arten. Oft weiß der Betroffene selbst gar nicht, was mit ihm los ist.

So erzählt eine 62 Jahre alte Patientin, sie sei beim Einkaufen »umgeknickt« und ihre Sachen seien »plötzlich heruntergefallen«. Schmerzen habe sie nicht gespürt, ihr sei nur schwindelig gewesen. Sie wußte überhaupt nicht, was los war.

Einen 50jährigen Mann erwischte es beim Tennisspielen. Ihm wurde plötzlich so übel, daß er den Ball nicht zurückschlagen und sich setzen mußte. Einfach so, auf den Boden. Als er seinem Partner eine Erklärung geben wollte, brachte er kein Wort mehr heraus, konnte nur noch lallen.

Herr L., 54, hatte gerade seine junge Ehefrau und das kleine Kind zum Ferienzug gebracht. Zu Hause wollte er nun ungestört arbeiten und setzte sich an seinen Schreibtisch. »Als ich mir eine Zigarette nehmen wollte, griff ich daneben. Dann plötzlich registrierte ich, daß ich auf dem Boden lag. Ich versuchte aufzustehen und konnte nicht. Ich ahnte, was mit mir passiert war, und versuchte, einen Arzt zu rufen. Das Telefon stand auf dem Schreibtisch, etwa zwei Meter von mir entfernt. Das Schlimmste war, es nicht bis zum Telefon zu schaffen. Manchmal hörte ich es klingeln, und immer wieder versuchte ich, mich aufzurichten und nach dem Hörer zu greifen. Irgendwann – man sagte mir, daß es etwa 28 Stunden später war – fand mich ein Bekannter. Mit ihm war ich telefonisch verabredet gewesen. Er rettete mein Leben.«

Glück hatte auch ein sehr berühmter deutscher Schauspieler, der während Dreharbeiten im Ausland eine Hirnblutung erlitt. Ein Freund brachte ihn im Wagen sofort zur Grenze, wo ihn seine Frau schon mit Arzt und Rettungswagen erwartete und ihn direkt in eine Spezialklinik transportieren ließ. »Schrecklich war«, so der Schauspieler, »wenn ich ein bestimmtes Wort sagen wollte und ein völlig anderes herauskam. Das muß man sich einmal vorstellen! Ich habe das ja registriert. Und mich geschämt. Ich war völlig verzweifelt, habe aber dann innerhalb von einigen Monaten mit Hilfe einer Logopädin die richtige Sprache wiedergefunden.«

Was die Ärzte tun können

Genau wie beim Infarkt am Herzen ist es beim Infarkt am Gehirn äußerst wichtig, innerhalb des therapeutischen Zeitfensters mit einer gezielten Behandlung einzusetzen. Je früher mit ihr begonnen wird, desto geringer die Gefahr von irreversiblen, das heißt nicht mehr rückgängig zu machenden Störungen. Unter »therapeutischem (Zeit-)Fenster« versteht man die Zeit, die für eine erfolgversprechende Behandlung zur Verfügung steht. Erinnern Sie sich? Beim Herzinfarkt bringt die Auflösung des Blutgerinnsels (Lyse) den größten Nutzen in den ersten vier bis sechs Stunden nach dem Infarktbeginn. Nicht wesentlich anders verhält es sich beim Schlaganfall. Auch hier beginnt der Wettlauf mit der Zeit. Wird der das Gefäß blockierende Thrombus oder Embolus per Lyse (*Thrombolyse* beziehungsweise *Fibrinolyse*) innerhalb der ersten sechs Stunden nach Einsetzen des Hirninfarktes gelöst, gibt es noch keine Gewebsveränderungen, dafür die Möglichkeit der völligen Wiederherstellung. Ab der sechsten Stunde nach dem Hirninfarkt beginnt der Untergang der Nervenzellen. Bei rascher Hilfe besteht also die Chance einer weitgehenden Wiederherstellung. Zwölf bis 24 Stunden nach dem Ereignis sind bereits viele Nervenzellen durch Sauerstoffmangel und Unterversorgung abgestorben. Folgen bleiben bestehen. Ab einem Behandlungsbeginn von 24 Stunden nach dem Schlaganfall muß mit einem ausgeprägten Nervenzelluntergang und entsprechend schweren und bleibenden Folgeschäden gerechnet werden. Das bedeutet: Beim Schlaganfall noch schneller handeln als beim Herzinfarkt! Nicht abwarten, ob irgendwelche Beschwerden »von selbst« wieder verschwinden! Sich nicht genieren, bei den ersten Anzeichen der geschilderten Symptome einen Arzt aufzusuchen oder herbeizurufen. Um so besser, wenn es sich herausstellen sollte, daß es sich weder um Vorboten noch um einen Schlaganfall handelt! Hier ist einfach jede Minute kostbar. Nicht nur wegen der Folgeschäden wie Lähmungen, Seh-, Sprech- und Bewegungsstörungen.

Neurologische Untersuchung und Computertomographie

Bei einem Schlaganfall oder Verdacht auf einen Hirninfarkt führt der Arzt, noch bevor er mit der Lyse-Behandlung beginnt, in der Regel eine neurologische Untersuchung sowie eine Computertomographie (CT) durch. Bei der CT, einem computergestützten Röntgenverfahren, werden eine Vielzahl von in verschiedenen Winkeln angefertigten Röntgenaufnahmen schichtweise zu Bildern zusammengesetzt.

Die CT ist schmerzlos, aber sehr zeitaufwendig und teuer. Andererseits erlaubt sie eine sichere Differenzierung zwischen Ischämie und Blutung und entdeckt bei einer Subarachnoidalblutung mit einer Sicherheit von über 90 Prozent Blut in den Subarachnoidalräumen. Die CT ist so genau, daß mit ihr beispielsweise Ischämien zu Tumoren abgegrenzt werden können.

Mit der neurologischen Untersuchung sichert man die Diagnose Schlaganfall und schaltet damit andere Ursachen aus: Es werden dabei neurologische Ausfälle (Lähmungserscheinungen, Reflexe, Orientierung und so weiter) überprüft oder ausgeschlossen und gegebenenfalls per *Ultraschall* oder *Sonographie* (Doppler- oder Duplexsonographie) die hirnversorgenden Arterien am Hals nach eventuellen Thrombosen oder Embolien abgesucht. Mit diesen Untersuchungsmethoden können Blutfluß, Strömungsgeschwindigkeit und Strömungsrichtung gemessen werden – natürlich auch schon vor einem Schlaganfall. Sie zeigen jedoch keine kleineren Stenosen an.

Letztendlich entscheidet der Arzt aufgrund seiner Erfahrung, welche apparativen Meßmethoden (es gibt noch weitere) er einsetzen kann und will. Gleichzeitig werden beim akuten Hirninfarkt auch Herz und Kreislauf untersucht und der Blutdruck gemessen. Patienten mit Hirninfarkt schweben in der großen Gefahr eines zusätzlichen Herzinfarktes.

Medikamentöse Behandlung des Schlaganfalles

Eine Expertenkommission hat 1993 Empfehlungen für die Akutbehandlung von Schlaganfällen vorgelegt. Das Ergebnis war deprimierend: Nach wie vor steht kein Medikament mit nachgewiesener Wirksamkeit zur Verfügung. Mit anderen Worten, der behandelnde Arzt richtet die Therapie je nach Art und Ort sowie Größe des Hirninfarktes aus. Sicher gehört zur medizinischen Grundversorgung eine Überwachung und Kontrolle von Atmung und Herz-Kreislauf-Funktion – mit entsprechender Medikation. Ansonsten werden fast immer Antikoagulantien (siehe Seite 138) eingesetzt, um eine (weitere) Blutgerinnung zu verhindern oder die vorhandene zu verringern. Wie beim Herzinfarkt handelt es sich dabei um Heparine oder Marcumar®.

Zu einem späteren Zeitpunkt – also nicht in der Akutphase! – muß der Patient genau nach Anweisung des Arztes Thrombozytenaggregationshemmer oder Antikoagulantien einnehmen, um erneute Durchblutungsstörungen zu verhindern – als Prophylaxe für einen Re-Infarkt.

Zur Vorsorge von thrombotischen Hirninfarkten nach Schlaganfall-Vorläuferstadien wie TIA, RIND oder »minor stroke«, aber auch als Sekundärprophylaxe nach einem überstandenen Schlaganfall gibt es seit einigen Jahren auch in Deutschland Tyclopidin. Das Präparat ist relativ wirksam, hat aber, wie jedes potente Medikament, mehr oder weniger starke Nebenwirkungen. Das heißt, der Patient muß immer wieder sein Blutbild untersuchen lassen.

Das müssen Sie nach einem Schlaganfall beachten:
- Medikamenteneinnahme genau nach Anweisung des Arztes!
- Keine selbständige Änderung der Dosierung oder der Einnahmezeit und das Medikament nicht eigenverantwortlich absetzen.
- Sämtliche zusätzlichen Medikamente und Präparate dem Arzt nennen, um Interaktionen auszuschließen.
- Nicht selbständig das Medikament tauschen. Sollten Sie ein Präparat

nicht gut vertragen oder unerwünschte Nebenwirkungen spüren, teilen Sie das Ihrem Arzt mit. Er wird Ihnen ein anderes Präparat verschreiben.

- Keine Selbstmedikation!
- Nicht zu reichlich essen, dafür aber viel Mineralwasser, Früchtetees und Gemüse-/Obstsäfte trinken.
- Nicht mehr rauchen – nicht eine einzige Zigarette!
- Halten Sie sich stets ein Ziel vor Augen: Auf alle Fälle muß ein erneuter Schlaganfall oder auch Herzinfarkt vermieden werden. Denn der kann jetzt Ihr Leben kosten!
- Das bedeutet, daß auch die anderen Risikofaktoren wie beispielsweise Bluthochdruck, erhöhte Blutfettwerte oder Diabetes so rasch wie möglich, also vermutlich medikamentös, behandelt werden müssen.
- Und Sie selbst müssen schnellstens Ihren Lebensstil ändern und mehr Rücksicht auf Ihre Gesundheit nehmen.

Gibt es operative Behandlungsmethoden beim Hirninfarkt?

Notfalloperationen oder operative Eingriffe in der Akutphase des Hirninfarktes sind wegen der damit verbundenen Risiken nur in Ausnahmefällen notwendig oder gerechtfertigt. Nur bei Blutungen in das Schädelinnere (*intrakranielle* Blutungen) oder bei Subarachnoidalblutungen versucht man, die durch die Blutung bedingte Druckerhöhung im Schädelinneren sowie die Blutungsquelle zu beseitigen. Ansonsten entfernt man natürlich den (frischen) Thrombus.

Es gibt jedoch auch vorbeugende operative Behandlungen. Die werden bereits bei einem Verdacht auf Stenosen in der inneren Halsschlagader oder auf Ischämien im Gehirn durchgeführt.

Die Karotis-Endarteriektomie

Dabei handelt es sich um eine Operationsmethode, die ziemlich kontrovers diskutiert wird. Man setzt sie eigentlich nur dann ein, wenn die Einengung der inneren Halsschlagader durch eine Stenose nahezu 90 Prozent beträgt. Der Operateur legt die Arterie frei, öffnet sie und schält die arteriosklerotische Veränderung heraus. Anschließend dichtet er die Schlagader ab, indem er sie gleichzeitig mit Kunststoff- oder Venenstreifen erweitert – wie man ein Stück Stoff als Flicken in ein Kleidungsstück einsetzt. Zunächst aber versucht man so lange wie möglich, den Thrombus oder die Embolie medikamentös zu lösen.

Die extra-intrakranielle Bypassoperation

Auch am Gehirn kann ein Bypass gelegt werden. Diesen Eingriff macht man ebenfalls nur in Ausnahmefällen, und zwar wenn die innere Halsschlagader auf beiden Seiten *(bilateral)* durch einen Thrombus oder Embolus verschlossen ist. Dabei wird durch eine Öffnung im Schädelknochen eine künstliche Gefäßverbindung *(Anastomose)* zwischen der Schläfenarterie als einem Ast der äußeren Halsschlagader und der mittleren Hirnarterie als einem Ast der inneren Halsschlagader hergestellt.

Die Ballondilatation

Bei Stenosen der Herzkranzgefäße oder der Becken- und Beinarterien gilt sie inzwischen als Standardmethode, zur Erweiterung von Stenosen der Gehirnarterien befindet sich die Ballondilatation nach wie vor im Versuchsstadium. Die Gefahr besteht nämlich darin, daß es beim Aufblasen des Ballons zur Ablösung von kleinen Thromben kommen kann. Wegen der besonders diffizilen Gefäße können solche kleinen Blutpfröpfe sehr rasch embolische Ischämien an einer anderen Stelle des Gehirns auslösen.

Mögliche Defekte nach einem Schlaganfall

Auch wenn der Schwerpunkt dieses Buches auf der Verhinderung eines Herz- und/oder Hirninfarktes liegt, sollte doch kurz auf mögliche Behinderungen nach dem Schlaganfall eingegangen werden – und sei es, um jedem einzelnen drastisch vor Augen zu führen, wie stark sein Dasein nach dem Hirninfarkt verändert sein kann.

Die Folgeerscheinungen des Hirninfarktes sind je nach Lage und Ausmaß der zerstörten Gehirnregionen unterschiedlich. Oft sind aber noch Jahre nach einem Schlaganfall Fortschritte bei der Wiederherstellung möglich, weil andere Gehirnteile gewisse Funktionen der zerstörten Region übernehmen und sich dadurch der Zustand bessert.

Stets ist für den Erfolg der Wiederherstellung der frühzeitige Beginn einer physikalischen Therapie in Form von Heilgymnastik, Ergotherapie, aber auch Logotherapie bei Sprechstörungen und ähnlichem die wichtigste Voraussetzung.

Obwohl Ausmaß und Schweregrad der Ausfälle unterschiedlich sind, gibt es für den Apoplex ein »typisches Erscheinungsbild«.

Die »Wernicke-Mann-Stellung«

Der Schlaganfallpatient ist halbseitig gelähmt; rechts oder links sind Arm, Bein, Rumpf und die untere Gesichtshälfte betroffen. Der Patient kann die Gliedmaßen der erkrankten Körperhälfte, die immer der betroffenen Gehirnseite gegenüberliegt, nicht bewegen und häufig auch nicht spüren. Die zunächst schlaffe Lähmung von Arm und Bein verändert sich nach einer gewissen Zeit durch überstarke Muskelanspannung der gelähmten Seite zur spastischen Lähmung. Die zwingt Arm, Bein, Kopf und Rumpf in Fehlstellungen, die der Betroffene selbst kaum korrigieren oder kontrollieren kann. Besonders auffällige Merkmale sind die Haltung des spastischen Armes, die Unfähigkeit des Patienten, seine Hand zu benutzen oder seine Finger zu bewegen, das beim Gehen gestreckte und lang nach innen gedrehte Bein, das gestreckte Kniegelenk und die Unfähigkeit, den Fuß normal vom Boden zu heben. Halbseitenlähmungen machen bereits mehr als 25 Prozent aller Schwerbehinderungen aus. Behandlung und Wiederherstellung werden dann mit zunehmendem Alter immer schwieriger, die Spontaneität von Besserungen der Funktionsverluste läßt nach oder hört sogar ganz auf, ebenso das Anpassungsvermögen. Je nach Lage des zerstörten Hirnteiles können zusätzliche Begleiterscheinungen einzeln oder in Kombination auftreten.

Die Gesichtslähmung

Dabei handelt es sich um einen halbseitigen Ausfall der Gesichtsmuskeln, nicht zu verwechseln mit einer einseitigen *peripheren Fazialisparese* (Bellsche Lähmung), die auf eine Entzündung von bestimmten Hirnnerven zurückzuführen ist. Selbst der Laie kann diese beiden Erkrankungen leicht unterscheiden: Bei der Gesichtslähmung infolge des Schlaganfalles kann der Patient das Auge auf der kranken Seite noch gut zukneifen, bei einer Fazialisparese nicht. Da bei der schlaganfallbedingten Gesichtslähmung Wange und Mund besonders betroffen sind, haben die Patienten meist große Schwierigkeiten beim Sprechen, Kauen und Schlucken.

Sprachstörungen (Aphasie)

Sie treten in verschiedenen Formen auf. Ein Aphasiepatient hat keineswegs den Verstand verloren, sondern einfach mitunter erhebliche Schwierigkeiten mit dem Ausdrücken eigener Gedanken und Gefühle, möglicherweise auch beim Verstehen, Lesen und Schreiben. Es kann sogar vorkommen, daß der Kranke etwas anderes ausspricht, als er sagen will.

Grob unterscheiden kann man vier Erscheinungsformen der Aphasie:

- Der Patient kann hören und verstehen, aber nicht sprechen. Oft ist er nicht in der Lage, Zunge und Lippen richtig zu bewegen. Manchmal bringt er undeutliche und unverständliche Laute hervor. Hören Sie trotzdem zu, lassen Sie dem Patienten viel Zeit für seine Versuche, blocken Sie seine Sprechversuche nicht ab und korrigieren Sie nicht ständig fehlerhafte Äußerungen. Im Laufe der Zeit und in einer ruhigen und entspannten Atmosphäre findet er seine Sprache wahrscheinlich wieder.

- Der Patient kann sprechen, aber nicht verstehen. Er weiß zwar, daß gesprochen wird, redet selbst häufig sehr viel und flüssig, aber er versteht nicht alles, was gesprochen wird. Wenn jemand schnell mit ihm spricht oder mehrere Personen gleichzeitig, gerät er völlig durcheinander. In dieser Situation helfen Sie am besten, wenn Sie ruhig, deutlich und in einfachen, kurzen Sätzen sprechen. Vermeiden Sie aber »Telegrammstil« oder »Kindersprache«. Sie haben es mit einem erwachsenen Menschen zu tun, der – hoffentlich vorübergehend – an einer Krankheit leidet, aber keineswegs seinen Verstand verloren hat.

- Der Patient findet die Worte nicht, die er sagen will, kann aber einen angebotenen und zutreffenden Begriff fehlerfrei nachsprechen.

- Der Patient hat zu den Sprachstörungen auch die Fähigkeit zum Lesen, Schreiben und Rechnen (*Alexie, Agraphie, Akalkulie*) verloren. Auch hier hilft es wenig, wenn Sie den Patienten bei jeder Gelegenheit korrigieren. Sie entmutigen ihn dadurch und verschlimmern seinen seelischen Zustand. Lassen Sie sich besser von einem Sprachheiltherapeuten (*Logopäden*) erklären, wie und was Sie mit dem Patienten üben sollen, damit er sich bald wieder in Wort und Schrift ausdrücken kann.

Erkennungsstörungen (Agnosien)

Störungen solcher Art beeinträchtigen trotz funktionsfähiger Sinneswahrnehmung die Fähigkeit, Gesehenes, Gehörtes und Ertastetes wiederzuerkennen.

Koordinationsstörungen (Apraxie)

Sie verhindern das zielgerichtete Ausführen von Bewegungen, weil die Verbindungen zu verschiedenen Bewegungszentren gestört sind. So kann zwar eine bestimmte Bewegung geplant werden, ihre Ausführung wird aber dann mangelhaft oder verwechselt. Die vom Gehirn ausgehenden Befehle erreichen die ausführenden Organe (Arme, Hände, Beine, Füße) offensichtlich nicht mehr richtig.

Sehstörungen (Anopsie)

Bei einer *Anopsie* (Rindenblindheit) liegen meist Ausfälle der Blickfelder beider Augen vor, während eine *Hemianopsie* ein halbseitiges Nichtsehen, also einen halbseitigen Ausfall des Gesichtsfeldes bezeichnet. Für den Betroffenen ist es ein Gefühl, wie wenn er durch eine Brille schauen würde, bei der ein Glas oder beide Gläser zur Hälfte geschwärzt sind. Dieser teilweise Ausfall der Augen schränkt die Bewegungsfreiheit ein, und der Patient stößt sich mit der blinden Körperseite *(Neclect)* oft an Hindernissen.

Verlust der Kontrolle über Blasen- und Darmtätigkeit

Inkontinenz tritt meist im Akutstadium auf, bessert sich dann aber mit zunehmender Mobilität und der Rückkehr des Patienten in seine vertraute Umgebung.

Körperschemastörungen

Diese Störungen sind eine besondere Erscheinungsform der Halbseitenlähmung *(Hemipharese)*. Durch den Verlust der Orientierung im Raum und das Verschieben der Körpermittellinie zur betroffenen Seite verlagert sich das Gewicht, und der Patient stürzt. Das tritt besonders häufig bei einer linksseitigen Körperlähmung auf.

Welche Medikamente stehen zur Verfügung?

Es gibt eine Vielzahl von Medikamenten, die einerseits die Risikofaktoren für einen Herz- und/oder Hirninfarkt beeinflussen können, andererseits direkt zur Infarktbehandlung eingesetzt werden. Ständig kommen zudem neue Präparate gegen diese lebensbedrohenden Krankheiten auf den Markt, Medikamente aus unterschiedlichen Substanzen mit unterschiedlichen Wirkmechanismen und unterschiedlichen Wirkorten. Die Wahl des richtigen Mittels ist deswegen nicht immer einfach, aber letztendlich entscheiden Risikoprofil und Ausmaß der Erkrankung des einzelnen Patienten darüber, welche Medikamente er in welcher Dosierung und über welchen Zeitraum bekommt. Auch werden nicht alle Präparate von jedem Patienten gleich gut vertragen, weswegen es manchmal effizienter ist, verschiedene Substanzen in niedrigerer Dosierung zu kombinieren, als ein einziges Präparat hochdosiert zu verschreiben. Daher ist es wichtig und notwendig, daß der behandelnde Arzt ein individuell auf den Patienten zugeschnittenes medikamentöses Behandlungskonzept erstellt, zum anderen ist es eine Sache des Vertrauens zwischen Arzt und Patient, welche Medikamente letzterer verschrieben bekommt. Vertrauenssache deswegen, weil der Patient seinem Arzt offen und ehrlich seinen Zustand beschreiben sollte, seine Lebensumstände, seine »Sünden« und schließlich auch, wie er auf welche Behandlungsmethode reagiert.

Auf keinen Fall darf ein Patient selbst die Dosierungen ändern oder gar das Medikament absetzen, auf keinen Fall sollte er »nebenbei« andere Medikamente, die er beispielsweise rezeptfrei besorgt hat, zusätzlich nehmen. Bei vielen Medikamenten kommt es sonst zu sogenannten Interaktionen, das heißt, ein Medikament verstärkt das andere oder beeinträchtigt es in seiner Wirksamkeit oder läßt es sogar unkontrolliert gefährlich werden.

Aus diesem Grunde wird im folgenden nur in sehr vereinfachter Form ein Überblick über die gängigsten Präparate und Substanzgruppen sowie deren Wirkweise gegeben. Die Wahl des optimalen Medikamentes sollte jeder vertrauensvoll dem behandelnden Arzt überlassen.

Medikamente zur Senkung des hohen Blutdrucks

Auf keinen Fall ersetzen Medikamente einen gesunden Lebensstil mit körperlicher Bewegung, vernünftiger Ernährung und dem Einstellen beziehungsweise Vermeiden von Risikofaktoren sowie dem (rechtzeitigen) Gespräch mit dem Arzt.
Denken Sie immer daran: Vorsorgen ist besser als Behandeln.

Betablocker

Ihre exakte Bezeichnung lautet eigentlich Betarezeptorenblocker. Der gesunde Organismus befindet sich in einem harmonischen Gleichgewicht von Impulsen, die von beiden Anteilen des vegetativen Nervensystems, dem Sympathikus und dem Parasympathikus (Vagus), vermittelt werden. In körperlichen und/oder seelischen Streßsituationen kommt es zu einem Überwiegen der Sympathikusaktivität, die sich unter anderem mit einer Steigerung der Herzarbeit, gekoppelt mit einer Zunahme der Pulsfrequenz und dem Anstieg des Blutdrucks, bemerkbar macht. Betablocker bremsen diesen Anstieg und verringern damit den Sauerstoffbedarf des Herzens bei Anstrengung. Folglich braucht der Herzmuskel bei gleicher Leistung weniger Blut und die Angina-pectoris-Anfälle beispielsweise treten seltener auf. Dabei wird aber keine – wie man aufgrund des Namens vermuten könnte – totale Blockade erzielt, sondern nur eine überschießende Reaktion verhindert.
In mehreren Langzeitstudien konnte eine Verbesserung der Lebenserwartung durch die Einnahme von Betablockern nachgewiesen werden.
Jedes wirksame Medikament hat Nebenwirkungen, das darf man nie vergessen! Deswegen ist es stets erforderlich, eine sogenannte Nutzen-Risiko-Abwägung zu erstellen: In welchem Verhältnis steht der Nutzen eines Medikamentes zu seinen unerwünschten Nebenwirkungen?
Unerwünschte Nebenwirkungen bei Betablockern können sein: Schlafstörungen, allgemeine Müdigkeit, Depressionen und Potenzstörungen (unter 10 Prozent der behandelten Männer, wobei psychische Faktoren meist noch eine Rolle spielen), verstärkte Durchblutungsstörungen in den Beinen, Verschlechterung eines Asthma bronchiale, verlangsamter Herzschlag. Dennoch, setzen Sie *nie* ein verordnetes Medikament einfach ab, ändern Sie nie von sich aus die Dosierung! Wenn Sie Nebenwirkungen spüren

oder gar darunter leiden, sprechen Sie offen mit Ihrem Arzt darüber. Er kann Ihnen ein anderes Präparat als Ersatz anbieten oder die Dosierung ändern.

Kalzium-Antagonisten

Sie blockieren die »Kalzium-Kanäle«, durch die Kalzium-Ionen aus dem Raum außerhalb der Zellen in das Zellinnere fließen, und verbessern so die Durchblutung des Herzmuskels, indem sie die Herzkranzgefäße erweitern. Dadurch wird der arterielle Blutdruck gesenkt sowie der Sauerstoffbedarf bei Belastung. Kalzium-Antagonisten sind also ebenfalls wirkungsvolle Substanzen gegen beispielsweise das Auftreten von Angina pectoris bei Belastung. Manche Kalzium-Antagonisten verringern die Reizleitungsgeschwindigkeit im Herzen und beeinflussen damit vor allem vom Vorhof ausgehende Rhythmusstörungen positiv, sie können aber auch zu einer Störung der Reizleitung zwischen Vorhöfen und Herzkammern führen.
Unerwünschte Nebenwirkungen sind Kopfschmerzen, Rötung von Gesicht und/oder oberem Brustkorbbereich (Flush), möglicherweise leichtere Magenbeschwerden und in sehr seltenen Fällen Leberfunktionsstörungen, außerdem eine verringerte Kontraktionskraft des Herzens, ein verlangsamter Pulsschlag und das Auftreten von Ödemen (Schwellungen). Dabei muß aber nochmals darauf hingewiesen werden, daß verschiedene Substanzuntergruppen der Kalzium-Antagonisten unterschiedliche Nebenwirkungen aufweisen können (nicht müssen!) und daß eine Reihe von Nebenwirkungen auf die Hauptwirkung, nämlich die verbesserte Durchblutung sowie die Blutdrucksenkung, zurückzuführen sind.
Cerebral wirkende Kalzium-Antagonisten, die spezifisch am zentralen Nervensystem (ZNS) wirken, werden inzwischen zur Verbesserung der Hirndurchblutung, aber auch für verschiedene neurologische Erkrankungen eingesetzt. Mit ihnen ist es möglich, die Empfindlichkeit des Gehirns auf Sauerstoffmangel herabzusetzen und Warnsignalen des Gehirns entgegenzutreten.

ACE-Hemmer

Ihr voll ausgeschriebener Namen lautet *Angiotensin Converting Enzyme Inhibitors* – weswegen jeder selbstverständlich abgekürzt von ACE-Hemmern spricht, einer relativ neuen Substanzgruppe unter den blutdrucksenkenden Medikamenten. Der in ihnen enthaltene Wirkstoff inaktiviert eine blutdrucksteigernde Substanz, die durch die Nieren ausgeschieden wird. Außerdem verbessern ACE-Hemmer die Durchblutung des Herzens, indem sie die Herzkranzgefäße erweitern, entlasten es und bilden in gewissem Umfang das durch den Druckanstieg verdickte Gewebe zurück. Sie vermehren die Natrium- und Wasserausscheidung und die Kaliurese (Kaliumausscheidung). In der AIRE-Studie (Acute Infarction Ramipril Efficiacy, 1993) begann man in 14 Ländern insgesamt 2.006 Patienten mit einer vorübergehenden oder bestehenden Herzinsuffizienz zwischen dem zweiten und neunten Tag nach dem Herzinfarkt mit einem ACE-Hemmer zu behandeln. Bereits innerhalb der ersten 30 Behandlungstage konnte man das Sterberisiko um 27 Prozent senken, vor allem aber profitierten Frauen gleichermaßen wie Männer von der Behandlung (Frauen mit Herzinfarkt haben ein zweifach höheres Mortalitätsrisiko).

Typische Nebenwirkungen der ACE-Hemmer, von denen es ebenfalls mehrere etwas voneinander abweichende Untergruppen gibt und die gerne bei Herzinsuffizienz eingesetzt werden (siehe Seite 83), können Schwindel und Kopfschmerzen sowie Herzklopfen, möglicherweise auch Nieren- oder Leberschäden sein. Wichtig bei den ACE-Hemmern ist, eine Therapie langsam (einschleichend) zu beginnen, da es sonst zu starkem Herzklopfen kommen kann. Ansonsten zählen die ACE-Hemmer zu den relativ nebenwirkungsarmen Präparaten.

Diuretika

Sie zählen zu den ältesten Substanzen zur Blutdrucksenkung und haben ebenfalls Untergruppen (zum Beispiel Thiazide, Schleifendiuretika). Durch Einwirkung auf die Nieren steigern sie die Ausscheidung von Wasser, Natrium und Salzen, aber auch von Kalium. Sie dienen vor allem zur Ausschwemmung von Ödemen bei Herzschwäche, Leber- und Nierenleiden. Eingesetzt werden sie bei Herzinsuffizienz, vor allem aber gegen Bluthochdruck, und zwar häufig in Kombination mit anderen Medikamenten wie beispielsweise ACE-Hemmern oder Beta-Blockern, da sie deren Wirkung verstärken. Bei älteren Patienten wird mit Diuretika nicht nur die Häufigkeit von Schlaganfällen und Herzinsuffizienz, sondern auch von tödlichen und nicht tödlichen Herzinfarkten gesenkt. In der MRC-II-Studie

(1992) wurden 4.396 ältere Patienten knapp sechs Jahre lang entweder mit einem Diuretikum (HCT + Triametren) oder der gleich hohen Dosis eines Beta-Blockers (Atenolol) behandelt. Mit dem Diuretikum erzielte man eine Reduktion der Schlaganfälle um 31 Prozent und der koronaren Ereignisse um 44 Prozent zusätzlich zur Normalisierung des Blutdrucks.

Bei einer Dauerbehandlung mit Diuretika ist es wichtig, ständig den Kalium-Spiegel zu kontrollieren, den man übrigens durch die Nahrung (getrocknete Aprikosen, Bananen) gut beeinflussen kann. Neben dem Kaliumverlust zählen zu den *unerwünschten Nebenwirkungen* Herzrythmusstörungen, Anstieg der Harnsäure und möglicherweise Leber- und Nierenfunktionsstörungen.

Imidazolin-Rezeptoren

Sie werden auch als »zentral wirksame Antihypertensiva« bezeichnet und sind sozusagen die »neuesten« Hochdruckmittel, obwohl ihr Wirkmechanismus (Moxonidin) schon seit Jahrzehnten bekannt ist. Als neu hat sich bei dieser Medikamentengruppe herausgestellt, daß die Substanz stoffwechselneutral ist und *fast keine Nebenwirkungen* (anfangs eventuell Mundtrockenheit, Blähungen) aufweist. Es senkt den peripheren Widerstand sowie etwas die Herzfrequenz, muß nur einmal täglich eingenommen werden (24-Stunden-Wirksamkeit) und wirkt günstig auf hochdruckbedingte Begleiterkrankungen wie Nierenschäden oder Diabetes.

Moxonidin läßt sich auch gut mit einigen anderen Blutdrucksenkern kombinieren. Allerdings eignet es sich nur zur Behandlung einer leichten bis mittelschweren Hypertonie beziehungsweise in den Anfangsstadien (NYHA II – III) einer Herzinsuffizienz.

Das müssen Sie beachten:
Jedes wirksame Medikament besitzt spezielle und charakteristische Nebenwirkungen. Wichtig ist, daß in Absprache mit dem Arzt herausgefunden wird, wieviel Nutzen ein Medikament dem Patienten in der Behandlung seiner Erkrankung bringt im Verhältnis zu eventuell auftretenden Nebenwirkungen.

Medikamente sind nur für den gut, dem sie verschrieben wurden. Nehmen Sie nie die Medikamente eines anderen Menschen ein, und halten Sie sich an die Dosis, die Ihnen der Arzt verschrieben hat!

Gerinnungshemmende Mittel

Gerinnungshemmer – im medizinischen Fachbegriff *Antikoagulantien* – sind Mittel zur Abschwächung oder Verhinderung einer Gerinnung (Koagulation) des Blutes. Die bekanntesten Medikamente dürften *Marcumar*® *(Phenprocoumon)* und *Heparin* sein. Normalerweise werden bei einem Herzinfarkt im Akutstadium Antikoagulantien eingesetzt, um zu verhindern, daß sich das durch Thrombolyse eröffnete Gefäß wieder verschließt. Außerdem soll damit der Bildung von (weiteren) Gerinnseln vorgebeugt werden. Und zum dritten will man verhindern, daß sich in den Venen durch die Bettruhe begünstigte Gerinnsel *(Embolien)* bilden, eine Vorsorge, wie man sie auch bei sonstigen Operationen trifft. Nach der Mobilisierung des Herzinfarkt-Patienten setzt man Marcumar® meist wieder ab und ersetzt es durch einen sogenannten Thrombozyten-Aggregationshemmer wie zum Beispiel Aspirin®.

Wissenswertes über Marcumar

Häufig wird Marcumar® auch zur Akutbehandlung von Hirninfarkt eingesetzt, obwohl eine sichere Wirksamkeit bisher noch für keine Schlaganfallform nachgewiesen werden konnte. Man versucht damit, die Bildung von Embolien damit zu vermeiden, hochgradige und nichtoperable Stenosen speziell innerhalb des Kopfes offenzuhalten sowie fortschreitende Schlaganfälle zu vermeiden.

Folgende (Verhaltens-)Regeln gibt Professor Mathes für die Einnahme von Marcumar®:

- »Marcumar® wird oft als »Blutverdünner« bezeichnet. Es verdünnt das Blut eigentlich nicht, sondern verringert die Bereitschaft zu gerinnen.
- Über die Innenseite des Infarktbereiches, an künstlichen Herzklappen sowie in den großen Venen können sich Thromben (Gerinnsel) bilden. Marcumar® kann dies verhindern. Patienten mit einer Kunststoff-Herzklappe müssen Marcumar® lebenslang einnehmen. Nach einem Infarkt wird der Arzt entscheiden, wie lange Marcumar® erforderlich ist.
- Zur Kontrolle der richtigen Dosis dient der Quick-Wert, der wöchentlich oder vierzehntägig bestimmt werden sollte. Danach wird die Marcumar®-Dosis festgelegt, die genommen werden *muß*. Keine Dosis auslassen!

[Mit dem *Quick-Test* wird die Zeit bis zum Eintritt einer Gerinnung des Blutes gemessen und danach die Dosierung des gerinnungshemmenden Mittels aufgrund des Quick-Wertes festgelegt.]

- Marcumar® kann mit vielen Medikamenten reagieren! Fragen Sie deshalb Ihren Arzt, wenn Sie ein neues Arzneimittel einnehmen wollen – und wenn Sie eines weglassen, das Sie bisher genommen haben!
- Während der Marcumar®-Therapie sollten Sie auf keinen Fall Aspirin® einnehmen oder ein anderes Schmerzmittel, das Aspirin® enthält. Lassen Sie sich von Ihrem Apotheker beraten, wenn Sie ein rezeptfreies Mittel kaufen wollen, und sprechen Sie mit Ihrem Arzt.
- Nehmen Sie Marcumar® stets zur gleichen Tageszeit (morgens oder abends). Haben Sie eine Dosis vergessen, fahren Sie nach Plan fort; nehmen Sie nie zwei Dosen auf einmal! – Wenn Sie zwei oder drei Tage Ihr Marcumar® vergessen haben, gehen Sie zum Arzt.«

Heparine

Diese Mittel zählen ebenfalls zu den gerinnungshemmenden Substanzen. Sie werden aus verschiedenen Organen, zum Beispiel Leber und Lunge gewonnen; seit einigen Jahren stellt man sie auch auf gentechnologischem Weg *(niedermolekulare Heparine)* her, die nebenwirkungsärmer sind.

Herz-Medikamente (Digitalis und Nitrate)

Digitalis-Präparate, auch Glykoside genannt, gehören zu den ältesten herzstärkenden Medikamenten. Sie steigern die Kontraktionskraft des Herzens und werden vor allem dann eingesetzt, wenn das Herz keine ausreichende Leistung mehr erbringen kann; das heißt bei Herzinsuffizienz, aber auch bei bestimmten Rhythmusstörungen wie Vorhofflimmern oder Vorhofflattern, denn sie senken gleichzeitig die Herzschlagfrequenz. Das Herz wird in seiner Arbeit unterstützt, aber nicht mehr übermäßig »angepeitscht«.
Digitalis darf nur unter ärztlicher Aufsicht eingenommen werden, da eine Überdosierung lebensgefährlich sein kann.
Die Nebenwirkungen sind Reizleitungs- und Rhythmusstörungen, Übelkeit, Erbrechen, Durchfall, Krämpfe; eine Überdosierung kann den Herzschlag verlangsamen und sogar lähmen.

Nitrate

Man unterscheidet zwischen Anfalls-Nitraten und Langzeit-Nitraten. Erstere, von denen wir bereits im Zusammenhang mit der Angina pectoris und dem akuten Herzinfarkt gehört haben, sind kurzwirkende Substanzen wie Nitroglyzerin-Kapseln oder Nitroglyzerin-Spray und ähnliches. Indem man eine Kapsel zerbeißt oder einen Sprühstoß in den Mund gibt, wird das Medikament über die Mundschleimhaut rasch aufgenommen. Es kommt zu einer Erweiterung der Engstellen in den Herzkranzgefäßen, zur Blutdrucksenkung und zu einer Entlastung des Herzens, beispielsweise bei einem Angina-pectoris-Anfall oder bei einem Herzinfarkt.

Langzeit-Nitrate (wie Isosorbidnitrat) werden in Form von Tabletten geschluckt. Durch die langsame Freisetzung der Substanz über die Darmschleimhaut wirken sie schützend bei Angina-pectoris-Beschwerden.

Unerwünschte Nebenwirkungen sind (Nitrat-)Kopfschmerzen, Schwindelgefühl und Gesichtsröte.

Sonstige Medikamente

Hierzu zählen so unterschiedliche Mittel wie Magnesium, Omega-3-Fettsäuren, Knoblauch, Procain und Enzyme. Ihre Wirkweise ist vor allem dann nicht sichergestellt, wenn es sich um frei erwerbbare Medikamente handelt oder eine Einnahme nicht mit dem Arzt besprochen wurde.

Magnesium

Es spielt bei vielen Stoffwechselvorgängen in der Zelle eine wichtige Rolle, so auch in der Herzmuskelzelle. Magnesium wirkt als natürlicher Kalzium-Antagonist, indem es die Hemmung des Kalziumeinstromes bewirkt, allerdings in weitaus geringerem Maße als ein »richtiger« Kalzium-Antagonist. Magnesium-Mangel kann zu Arrhythmien des Herzens führen. Allerdings wird der Magnesium-Bedarf des Körpers im allgemeinen durch die Nahrung (frische grüne Salate und grünes Gemüse, Nüsse, Vollkornprodukte) abgedeckt, zu Mangelzuständen kommt es möglicherweise nach massivem Flüssigkeitsverlust bei großen Anstrengungen, beispielsweise im Sport. Auch hier kann der Bedarf – wie im täglichen Leben – zusätzlich durch Mineralwässer gedeckt werden. Dabei sollte man stets darauf achten, daß der Magnesiumgehalt (Mg) des Wassers möglichst viel höher liegt als dessen Natriumgehalt (Na). Ansonsten gibt man Magnesium eventuell als zusätzliches Präparat bei Herzrhythmusstörungen beim akuten Infarkt, und zwar ausschließlich *hochdosiert* in Form einer *Injektion* oder *Infusion*. Magnesium wird nur schwer resorbiert. Es hat deshalb wenig Sinn, wenn jemand sich sozusagen als Vorbeugemaßnahme gegen einen Infarkt Magnesiumtabletten, -granulat oder -pulver besorgt.

Omega-3-Fettsäuren

Diese Substanzen, dem Laien vor allem bekannt als Inhaltsstoffe von Fischölkapseln, werden häufig in der Werbung als Cholesterinsenker und als Schutzmittel vor Infarkt angepriesen. Richtig ist, daß Omega-3-Fettsäuren durch die darin enthaltene Eicosapentaensäure eine Verklumpung der Blutplättchen hemmen und eine Substanz freisetzen, welche auf die glatte Muskulatur der Arterien zusammenziehend wirkt. Die Eigenschaften der Omega-3-Fettsäuren:

- Omega-3-Fettsäuren senken das »schlechte« Cholesterin (LDL) sowie die triglyceridhalten VLDL; sie senken also den Triglydceridspiegel, während das »gute« HDL nicht beeinflußt wird.
- Omega-3-Fettsäuren verhindern die Verklumpung der Blutplättchen, ein wichtiger Teilschritt in der Entstehung einer Arteriosklerose und damit eines Herz- oder Hirninfarktes.
- Omega-3-Fettsäuren »verflüssigen« das Blut, fördern also den Blutstrom und die Fließeigenschaften des Blutes.
- Omega-3-Fettsäuren, regelmäßig eingenommen, können bei einer mäßigen Hypertonie auch den Blutdruck senken.

Wundermittel Fischölkapseln?
Damit, so könnte man meinen, wäre »grünes Licht« gegeben für die Einnahme von Fischölkapseln. Leider sind für die derzeit rund 30 (!) im Handel angebotenen Präparate keine einheitlichen Maßstäbe festgelegt in bezug auf den Gehalt an Omega-3-Fettsäuren, die Art der Omega-3-Fettsäuren, den exakten Tagesbedarf und den Gehalt an Peroxiden (schädliche Abbauprodukte der Omega-3-Fettsäuren). Kurz gesagt, viele Kapseln beinhalten alle möglichen Öle und weitere Stoffe, die mehr Schaden an-

richten als nützen. So darf man eigentlich nur folgendes empfehlen: Gute Qualitätspräparate kann Ihnen Ihr Arzt verschreiben. Nehmen Sie Fischölkapseln nur, wenn Ihnen der Arzt dazu rät, und keinesfalls Billigangebote aus dem Supermarkt in »Eigenregie«. Durch irreführende Ankündigungen und Versprechungen erwecken viele der Präparate den Eindruck, man könne essen, was man wolle, denn die Einnahme dieser oder jener Kapsel schütze in jedem Falle vor Arteriosklerose, Infarkt, zu hohen Blutfetten und Cholesterin oder Fettstoffwechselstörungen. *Das ist falsch!* Das Infarktrisiko beispielsweise kann nur gesenkt werden, wenn man Omega-3-Fettsäuren *anstatt* und nicht zu oder nach der Schweinshaxe und dem Verdauungsschnaps zu sich nimmt. Ärzte und Ernährungswissenschaftler empfehlen, wöchentlich zwei- bis dreimal Hochseefisch zu essen (nicht paniert, sondern blau, gedünstet, gegrillt oder gekocht; in Frage kommen beispielsweise Kabeljau, Dorsch, Makrelen oder Heringe). Dies reicht völlig aus für eine Versorgung mit Omega-3-Fettsäuren und deckt zudem noch andere Bereiche der Nährstoffversorgung ab wie beispielsweise den Eiweißbedarf.

Knoblauch

Knoblauch führt zwar zu einer minimalen Senkung des Gesamtcholesterins, jedoch nur, wenn er frisch und in großen Mengen gegessen wird! Die im Handel angebotenen Knoblauchkapseln und ähnliches schützen nicht nachweisbar vorbeugend gegen Herz- und Kreislaufkrankheiten. Da aber die Mittelmeerküche vorbeugend gegen Herz- und Kreislauferkrankungen wirkt und prinzipiell viel Knoblauch enthält, sollte man die Knolle als das verwenden, was sie ist: als ein wohlschmeckendes Gewürz!

Vitamin E (Alpha-Tocopherol)

Es gilt als »Fruchtbarkeitsvitamin« und kommt vor allem in Weizenkeimen vor, in Blattgemüse, Sojabohnen, Haferflocken, Vollkornbrot, Eigelb und Pflanzenölen. Es verhindert das Zersetzen und Ranzigwerden (zum Beispiel der Omega-3-Fettsäuren in Fischölkapseln) von ungesättigten Fettsäuren, schützt und stabilisiert die Zellen. Von der Kombination Magnesium und Vitamin E (die in Kapselform auf dem Markt ist) wird behauptet, daß sie vor allem eine Schutzfunktion auf die Innenschicht der Arterien ausübt, außerdem soll die Gefahr einer Blutgerinnung gemindert und die Fließeigenschaften des Blutes gefördert werden. Diese Behauptungen sind jedoch wissenschaftlich nicht bewiesen.

In einer acht Jahre dauernden Untersuchung wurden 87.000 Frauen im Alter zwischen 34 und 59 Jahren beobachtet, die bis dahin keine Herzerkrankungen hatten. Sie erhielten entweder Vitamin E in unterschiedlichen Dosen oder Multivitaminpräparate oder keinerlei Vitaminpräparate. Es stellte sich heraus, so die Studienleiter Prof. Meir J. Stampfer und Prof. Eric Rimm (Havard School of Public Health/Women's Hospital, Boston/USA), daß von den 552 Frauen, die während dieser Zeit an einem Herzleiden erkrankten, nur 46 Frauen aus der Vitamin-E-Gruppe waren. Ihr Herzinfarktrisiko war sogar um rund 40 Prozent niedriger – jedoch nur dann, wenn über mindestens zwei Jahre eine Dosis von 100 mg Vitamin E verabreicht wurde.

Procain

Dabei handelt es sich um eine vitaminverwandte Substanz, die Anfang des Jahrhunderts auf der Suche nach einem schmerzstillenden Kokain- oder Opiatersatz synthetisiert wurde. Jahrzehntelang wurde Procain erfolgreich in der Anästhesie verwendet, später in der Neuraltherapie, für die Behandlung von vasomotorischen Störungen, der arteriellen Verschlußkrankheit, von Ventilations- und Lungenfunktionsstörungen. Fast gleichzeitig »entdeckten« um 1950 die rumänische Altersforscherin Prof. Ana Aslan und der amerikanische Arzt Good das Procain zur Schmerzlinderung sowie zur Verbesserung des gesamten Gesundheitszustandes und damit auch zur Stimmungsaufhellung von Rheumakranken.

Procain, so stellte sich heraus, fördert die Fließeigenschaften des Blutes und verbessert die lebensnotwendige Versorgung der Zellen mit Sauerstoff und Nährstoffen. Es beugt einer Thrombosebildung vor, beeinflußt positiv den Kreislauf, erweitert die Gefäße und dichtet sie ab. Gleichzeitig hemmt es Entzündungen, fördert angeblich die Bildung von Hormonen und Enzymen und regt die Organe zum besseren Arbeiten an.

Als Prophylaxe gegen einen Herz- oder Hirninfarkt sollte Procain nicht angesehen werden, da es ungeeignet, ja geradezu kontraindiziert ist bei bestimmten Schweregraden von Herzinsuffizienz. Obwohl man es ohne

Rezept in der Apotheke erhält, sollte man eine Anwendung dem Arzt überlassen, der das Präparat dann kurmäßig intramuskulär spritzt, beispielsweise zur Verbesserung des Allgemeinzustandes. Möglicherweise rät er im Anschluß an eine Spritzenkur noch zur weiteren Einnahme in Tablettenform. Jede Selbstmedikation ist wenig sinnvoll, da die »freien« Mittel nicht stark genug sind, dafür aber relativ teuer.

»Coenzym Q 10«

Dieses Präparat geistert seit geraumer Zeit als absolutes Wundermittel durch die Presse. »Vitamin Q 10« beziehungsweise Ubichinon werden Eigenschaften wie Blutdrucksenkung und Schutz vor Herzinsuffizienz zugeschrieben. Ubichinon (lat. *ubi* = wo, überall) kommt in allen Lebewesen und Pflanzen vor, besonders in Fisch, Fleisch und Eiern. Es ist kein Vitamin, da es vom gesunden Organismus in ausreichendem Maße selbst hergestellt werden kann. Deswegen muß es bei einer vernünftigen Ernährung sicherlich nicht zusätzlich in Form von Tabletten oder Kapseln eingenommen werden. Denn – last, but not least – es gibt keine nachweisbaren Erkenntnisse über seine Schutzeffekte auf verschiedene Herz-Kreislauf-Erkrankungen, selbst wenn sich eine bekannte »Fernsehärztin« für das angebliche »Wundermittel« stark macht.

Enzyme

Enzyme sind hochmolekulare Eiweißkörper, nachweisbar in jeder lebenden Zelle. Sie regulieren sämtliche wichtigen biochemischen Lebensvorgänge (Reaktionsabläufe) des Körpers. Enzyme werden vom Organismus selbst hergestellt. Sie müssen ständig erneuert werden, weil sie auch altern, an Leistungsfähigkeit verlieren und Fehler machen. Sie mobilisieren nicht nur die Abwehrkräfte (Immunsystem) des Körpers, sondern verbessern die Fließeigenschaften des Blutes durch eine leichte Senkung erhöhter Blutfettwerte. Sogenannte hydrolytische Enzyme können vorbeugend angewendet werden.

Wer jedoch sowieso wegen Herz-Kreislauf-Erkrankungen oder nach einem Infarkt Medikamente bekommt, sollte eine zusätzliche Enzymeinnahme auf jeden Fall mit dem Arzt absprechen.

Sojaeiweiß, Chelate und Frischzellentherapie

Sojaeiweiß kann geringfügig die LDL-Werte senken. Angeblich haben ostasiatische Völker deswegen weniger Cholesterinprobleme, was jedoch vermutlich auf deren gesamte Ernährungszusammensetzung zurückzuführen ist.

Die *Chelat-Behandlung* bei koronarer Herzerkrankung ist eine Methode, vor der jeder seriöse Arzt warnt. Denn unter gewissen Umständen kann es zu lebensbedrohlichen Komplikationen kommen. Ein nachweisbar positives Ergebnis ist bisher in keinem einzigen Fall erzielt worden. Trotz der extrem hohen Behandlungskosten ist es für den Patienten das beste Ergebnis, wenn keinerlei Effekt erzielt wird. Ähnliches gilt für die *Frischzellentherapie*, die ebenfalls sehr teuer und ähnlich wirkungslos ist und unter Umständen lebensbedrohliche Nebenwirkungen haben kann.

Lipidsenker zur Senkung von erhöhten Blutfettwerten

An Präparate, die die Blutfette senken, werden bestimmte Anforderungen gestellt. Zunächst soll ein Lipidsenker – so der gängige Fachausdruck – das erhöhte LDL-Cholesterin senken, ebenso erhöhte Triglyceridwerte. Außerdem sollte er die HDL-Werte erhöhen, schnell wirken und möglichst wenig Nebenwirkungen haben. Für die medikamentöse Behandlung von hohen Blutfettwerten gibt es ebenfalls eine relativ breite Palette von Arzneimitteln, die aber keinesfalls eine fett- und cholesterinarme Ernährung ersetzt, sondern den Normalisierungsprozeß beschleunigen soll.

Fibrate

An erster Stelle, da am vielseitigsten verwendbar, stehen die sogenannten Fibrate. Sie greifen an verschiedenen Stellen des Fettstoffwechsels ein, hemmen die Freisetzung von Fettgewebe und verhindern eine VLDL-Produktion in der Leber. Im Durchschnitt senken sie die Triglyceride um 40 Prozent, das LDL-Cholesterin um zehn bis 15 Prozent und erhöhen das HDL-Cholesterin. Bei einer größeren Studie wurde mit einem Fibrat eine Abnahme von koronaren Herzerkrankungen um 34 Prozent erzielt. Allerdings gibt es Unterschiede in der Wirkstärke der einzelnen Präparate.

Unerwünschte Nebenwirkungen: Die Verträglichkeit ist im allgemeinen gut, nur gelegentlich treten Magen- und Dünndarmbeschwerden auf. Die Wirkung von gerinnungshemmenden Medikamenten wird verstärkt.

Ionen-Austauscher

Anionen-Austauscherharze oder Ionen-Austauscherharze sind feste und unlösliche Substanzen, welche die in der Galle enthaltenen Gallsäuren im Dünndarm binden und eine Rückresorption, die normalerweise fünf- bis zehnmal täglich stattfindet, behindern. Dadurch werden diese Gallsäuren dem Organismus entzogen. Infolgedessen muß die Leber mehr Gallsäuren aus Cholesterin herstellen. Dafür holt sie sich LDL-Cholesterin aus dem Blut, wodurch wiederum der LDL-Cholesterinspiegel gesenkt wird. Dadurch erhöhen die Ionen-Austauscher auch geringfügig das HDL, möglicherweise auch die Triglyceride. Sie können das Gesamtcholesterin um 20 bis 25 Prozent senken. Die Senkung der Anzahl tödlicher und nicht tödlicher Herzinfarkte um insgesamt 39 Prozent wurde in einer Studio (LRC-CPPT-Studie 1984) bewiesen. Ionen-Austauscher lassen sich gut mit anderen Lipidsenkern wie Fibraten kombinieren. Dadurch werden wesentlich stärkere Cholesterinsenkungen erzielt. Um aber eine optimale Wirkung zu erreichen, müssen sie in sehr hoher Dosis eingenommen werden.
Die häufigsten Nebenwirkungen sind Blähungen, Völlegefühl, Darmträgheit und Verstopfung. Bei diesen Lipidsenkern müssen gleichzeitige Gaben gerade von Herz-Kreislauf-Mitteln berücksichtigt werden, da sie deren Aufnahme in den Organismus verzögern.

Nikotinsäure

Nikotinsäure-Präparate hemmen die Freisetzung von Fett im Gewebe und reduzieren so das Angebot von Fett an die Leber. Nikotinsäure wirkt stark senkend auf LDL-Cholesterin und die Triglyceride und erhöht gleichzeitig deutlich das »gute« HDL-Cholesterin. Wenn jedoch eine nachhaltige Wirkung erzielt werden soll, muß sie – ähnlich wie Ionen-Austauscher – hoch dosiert genommen werden.
Deswegen leiden fast alle Patienten, zumindest in der ersten Einnahmewoche, unter den *Nebenwirkungen:* anfallsweise heftige Hautrötungen im Ge-

sicht und am Oberkörper, verbunden mit Hitzegefühl (Flush-Syndrom) und/oder Magen-Darm-Störungen. Außerdem können Harnsäure und Blutzucker ansteigen. Abgesehen von diesen weniger schwerwiegenden Nebenwirkungen kann die Nikotinsäure das Gesamtcholesterin um etwa 20 Prozent senken. Wegen der hohen Dosierung ist jedoch eine zuverlässige Einnahme durch den Patienten meist nicht gewährleistet.

Deswegen ging man inzwischen dazu über, nikotinsäureähnliche Präparate kombiniert mit CSE-Hemmern zur Behandlung von schweren Fettstoffwechselstörungen einzusetzen.

CSE-Hemmer

Das sind relativ neu entwickelte Substanzen für die Behandlung von Fettstoffwechselstörungen (CSE-Hemmer = Cholesterin-Synthese-Enzym-Hemmer). Ihr Wirkprinzip besteht in der direkten Hemmung der Cholesterinbildung in der Leber. Sie senken das Gesamtcholesterin um über 30 Prozent, das LDL-Cholesterin bis zu 40 Prozent, haben jedoch wenig Einfluß auf das HDL-Cholesterin. In der Kombination mit einem Ionen-Austauscher konnten doppelt so starke Wirkungen beobachtet werden. Diese äußerst wirkungsvollen Medikamente werden zur Zeit vor allem bei Patienten mit schweren erblichen Fettstoffwechselstörungen *(familiäre Hypercholesterinämie)* eingesetzt. An *Nebenwirkungen* verursachen sie vor allem Muskelschmerzen, außerdem Bauchschmerzen, Magenbeschwerden, Hautausschlag und/oder Kopfschmerzen. Bei einer Therapie mit CSE-Hemmern ist eine genaue Überwachung des Patienten durch den Arzt erforderlich, um durch eventuelles vorzeitiges Absetzen oder eine Kombination mit einem weiteren Lipidsenker die Nebenwirkungen zu reduzieren.

Beta-Sitosterol / *Prostatamittel*

Diesem Extrakt aus der vor allem in Südafrika vorkommenden, hyazinthenähnlichen Pflanze Hypoxis rooperi werden mehrere positive Eigenschaften zugeschrieben. Zunächst setzte man ihn gegen gutartige Prostatavergrößerungen *(benigne Prostatahyperplasie)* ein sowie als eine Art »pflanzliches Cortison« in der Rheumatherapie. Seit einiger Zeit wendet man diesen Extrakt auch in der Behandlung der Hyperlipidämie an: Beta-Sitosterol senkt das LDL um etwa zehn Prozent und hat keinerlei Nebenwirkungen. Deswegen kann es ideal mit sämtlichen Präparaten kombiniert werden.

Probucol

Dieses Mittel besitzt eine ähnliche Wirkung wie das Vitamin E. Es senkt jedoch nicht nur das LDL, sondern auch das HDL und hat keine Auswirkungen auf die Trigylceride. Die Wirkweise von Probucol ist noch weitgehend ungeklärt, man weiß aber, daß es LDL vor Oxidation schützt und so Ablagerungen von LDL in der Gefäßwand vermindert. Es wirkt also weniger als Lipidsenker, sondern eher als direkter Schutzfaktor der Arterienwand vor der Arteriosklerose. Der Arzt kann es daher auch in Kombination mit anderen Medikamenten geben, um den Prozeß der Arteriosklerose direkt zu beeinflussen. Allerdings ist der Effekt von Patient zu Patient sehr unterschiedlich.

Achtung: Wegen der langen Speicherung im Körper – bis zu einem halben Jahr – sollten Frauen, die schwanger werden wollen, dieses Präparat keinesfalls einnehmen.

Medikamente zum Schutz vor einem (weiteren) Schlaganfall

Weder für die Vorbeugung noch für die Behandlung von Herz- oder Hirninfarkt existieren eindeutig festgelegte Medikationsschemata. Medikamentenauswahl und -dosierung für Prophylaxe wie auch Therapie müssen und sollten immer individuell auf den Patienten zugeschnitten werden.

Um die Wiederholung eines Hirninfarktes (TIA, RIND) zu verhindern, setzt man hauptsächlich zwei Stoffgruppen ein, Thrombozytenaggregationshemmer und Antikoagulantien.

Der Thrombozytenaggregationshemmer *Acetylsalicylsäure (ASS)*, besser bekannt als Aspirin®, ist fast ein Wundermittel und ist wegen seiner immer größeren und interessanteren Einsatzbereiche in einem eigenen Kapitel beschrieben (siehe Seite 151).

Obwohl sich gezeigt hat, daß Aspirin® auch in geringeren Dosierungen (ab

30 Milligramm/Tag) wirksam ist, rät man Patienten, die zu Magen-Darm-Geschwüren neigen, wegen der Gefahr einer Blutung von der Einnahme ab. Eine Alternative ist in diesem Fall der Thrombozytenaggregationshemmer *Ticlopidin* (Tyklid®), der zur Prophylaxe von thrombotischen Hirninfarkten nach Schlaganfall-Vorläuferstadien wie TIA oder RIND zugelassen ist. Zugelassen ist dieses Medikament bei weiteren ischämischen Gefäßkomplikationen nach einem Schlaganfall, und zwar, wenn eine Behandlung mit ASS wegen Unverträglichkeit oder auch Unwirksamkeit nicht mehr sinnvoll ist.

Wissenschaftliche Studien

In der »Ticlopidin-Aspirin-Studie« (TASS) wurden Ticlopidin und Aspirin verglichen. Dabei war die Häufigkeit von (Erst-)Schlaganfällen in der Ticlopidin-Gruppe um 21 Prozent geringer. Jedoch – 20 Prozent der Ticlopidin-Patienten litten unter Durchfall, sechs Prozent brachen deshalb die Behandlung ab. *Weitere Nebenwirkungen* von Ticlopidin sind allergische Hautausschläge, meist in den ersten drei Behandlungsmonaten, und in sehr seltenen Fällen Blutbildveränderungen (Abfall der Leukozyten oder Thrombozyten). Bei der Einnahme von Ticlopidin sollte deswegen in den ersten drei Monaten alle 14 Tage das Blutbild kontrolliert werden; außerdem muß der Patient auf Fieber, Halsentzündungen, Mundgeschwüre oder Blutergüsse achten und dies gegebenenfalls sofort dem Arzt mitteilen.

Die »Kanadisch-amerikanische Ticlopidin-Studie« (CATS) mit 1.073 Teilnehmern ist die bisher größte Studie, die eine Sekundärprävention nach einem abgelaufenen Schlaganfall untersuchte. Die Patienten erhielten täglich 500 Milligramm Ticlopidin oder ein Plazebo. Man wollte herausfinden, welche vorbeugende Wirkung das Medikament in bezug auf die Kombination Herzinfarkt, Schlaganfall oder vaskulärer Tod hat. Es stellte sich heraus, daß Ticlopidin diese Risiken um 30 Prozent und das Risiko für einen erneuten Schlaganfall sogar um 33 Prozent reduziert.

Aspirin – überraschend vielseitig wirksam

Ständig kommen – gerade zur Behandlung von Herz-Kreislauf-Erkrankungen – neue Medikamente auf den Markt. Doch was wären Prophylaxe und Behandlung von Herzinfarkt und Schlaganfall ohne eines der ältesten Präparate, die Acetylsalicylsäure? Wir alle kennen diesen knapp 100 Jahre alten Megastar der Arzneimittel unter dem Namen »Aspirin«. Der spanische Schriftsteller und Philosoph José Ortega y Gasset (1883–1955) hat unser Jahrhundert sogar zum »Zeitalter des Aspirins« gekürt und im »Aufstand der Massen« geschrieben: »Der gewöhnliche Mensch lebt heute leichter, bequemer und sicherer als früher der Mächtigste. Was schert es ihn, daß er nicht reicher ist als andere, wenn die Welt es ist und ihm Straßen, Eisenbahnen, Hotels, Telegraph, körperliche Sicherheit und Aspirin zur Verfügung stellt.«

Franz Kafka und Enrico Caruso, Thomas Mann und Henry Miller, Kurt Tucholsky, Erich Kästner, Graham Greene und viele andere haben auf irgendeine Art Aspirin erwähnt oder selbst eingenommen. Und egal, wo auf der Welt man sich aufhält, was ein »Aspirin« ist, weiß jeder: ein Mittel gegen Schmerzen. Dabei ist der Wirkmechanismus von Aspirin weitaus größer und noch längst nicht in allen Facetten aufgeklärt.

Geschichte der Acetylsalicylsäure

Den Rohstoff der Acetylsalicylsäure, die Salicylsäure, gewann bereits vor 2.400 Jahren der berühmte Hippokrates (460–377 v.Chr.), Urvater aller Ärzte, als schmerzlindernden Sud aus der Weidenrinde. Im Mittelalter kochten Kräuterfrauen die Weidenrinde auf und verabreichten das bittere Gebräu ihren schmerzgeplagten Kunden. Dann geriet dieses Naturheilmittel in Vergessenheit. Erst als Napoleon 1806 die Kontinentalsperre verhängte und Chinin, das bekannteste fiebersenkende Mittel jener Zeit, nicht mehr aus Peru importiert werden konnte, mußte man sich nach einem Ersatz umsehen. Dabei erinnerte man sich wieder der Weidenrinde. Ihre Wirkung war phantastisch, doch der saure und kratzende Geschmack sowie die durch die Säure verursachten Magenschleimhautentzündungen ließen keine längerdauernde Behandlung zu.

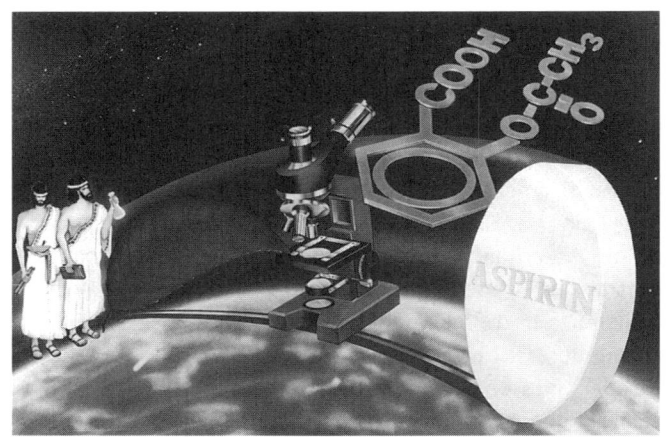

Acetylsalicylsäure, der Megastar der Arzneimittel

Am 10. Oktober 1897 gelang es dem jungen Chemiker Dr. Felix Hoffmann in den Labors der Bayer-Werke, die Salicylsäure in die reine und haltbare, vor allem aber auch geschmacksneutrale und für den Magen besser verträgliche Acetylsalicylsäure (ASS) zu veredeln. Im Mai 1899 brachten die »Farbenfabrikanten vorm. Friedrich Bayer & Co.« in Elberfeld, Vorläufer der heutigen Bayer AG, das Medikament in Pulverform zur Behandlung von Fieber und entzündlichen Schmerzzuständen als »Aspirin« auf den Markt.

Ein Jahr später gab es Aspirin als Tablette. Der eigentlich eingetragene Name Aspirin® gilt inzwischen weltweit als allgemein gebräuchliche Bezeichnung für ein Schmerzmittel. Heute werden pro Jahr weltweit rund 40.000 Tonnen ASS geschluckt – pur oder kombiniert mit anderen Schmerzstillern, mit Vitamin C, Koffein oder Schlafmitteln.

Die Wirkung von Aspirin auf die Prostaglandine

Aspirin gegen akute Schmerzen und Fieber (Muskeln, Bänder, Gelenke, Knochen), aber auch gegen chronische Schmerzen (Arthrose, Rheuma) – damit etablierte sich Aspirin zu einem Medikament, dessen Name nicht nur der medizinischen Fachwelt, sondern auch der breiten Öffentlichkeit gut vertraut war. Doch dann unterbrach ein Ereignis das gewohnte Schema. 1971 wurden in der Zeitschrift »Nature« drei Arbeiten der Forschergruppe um John R. Vane vom Königlichen Ärztekolleg in London publiziert, worin der britische Pharmakologe das eigentliche Wirkprinzip der ASS klärte: deren hemmende Wirkung auf verschiedene körpereigene Schmerz- und Entzündungsmediatoren, die sogenannte *Prostaglandinsynthesehemmung*. Prostaglandine, hormonähnliche Substanzen, können fast alle Zellen des Körpers bilden. Und zwar immer dann, wenn eine Zelle durch mechanische oder chemische Reize geschädigt oder zerstört wird. In diesem Moment gibt die Zellwand eine ungesättigte Fettsäure frei, die Arachidonsäure. Sie ist der Grundbaustein aller Prostaglandine und vieler prostaglandinähnlicher Substanzen wie beispielsweise des Thromboxans, das bei der Blutgerinnung eine wichtige Rolle spielt. Mit Hilfe eines Enzyms (Cyclooxygenase) wird die Arachidonsäure sofort nach ihrer Freisetzung zu einem Prostaglandin umgebaut. Nach vielen Experimenten kam Vane zu der Feststellung: Der Aspirin-Wirkstoff Acetylsalicylsäure acetyliert die Cyclooxygenase und unterbindet damit die Prostaglandin-Synthese. Die Prostaglandine wiederum aktivieren normalerweise die Schmerzmediatoren, ihrerseits die Schmerzsensoren noch stärker zu erregen.

Umgekehrt bedeutet das: Um Schmerzen wirksam zu lindern oder ganz auszuschalten, muß man die Produktion des »Schmerzverstärkers« Prostaglandin verhindern. Und genau das macht ASS.

Aspirin und Blutgerinnung

Etwa zur gleichen Zeit machten andere Wissenschaftler eine weitere Wirkung der ASS aus: Die Acetylsalicylsäure verhindert, daß sich die neben den roten und weißen Blutkörperchen im Blutplasma schwimmenden Blutplättchen (Thrombozyten) in den Blutgefäßen verklumpen. Das heißt, ASS verzögert die Blutgerinnung oder – wissenschaftlich ausgedrückt – verhindert eine Thrombozytenaggregation. Dieser Vorgang läuft ähnlich ab wie bei den Prostaglandinen: Wenn die Blutplättchen aktiviert werden, setzen sie eine den Prostaglandinen verwandte Substanz frei, das gerinnungsfördernde Thromboxan. Ein aus zusammengeklumpten Thrombozyten entstandenes Blutgerinnsel saugt sich in den Gefäßen wie ein Korken am Leck fest, und zwar schon, wenn – aus welchen Gründen auch immer – die Innenwand eines Blutgefäßes nur leicht »angekratzt« wird. Im Verletzungsfall ist eine Blutgerinnung lebensrettend. Doch in diesem Fall entwickelt sich das zur Gefäßabdichtung und Blutgerinnung sinnvolle Gerinnsel zum lebensgefährlichen Thrombus, der eine Ader völlig verstopfen kann. Der Verschluß in einem der Herzkranzgefäße löst den Herzinfarkt aus, in einer der Gehirnarterien den Hirninfarkt. Wird dagegen durch ASS die Synthese gehemmt, bleibt das gefährliche Zusammenklumpen der Blutplättchen aus.

1992 wies der Pharmakologe Henning Schröder von der Universität Düsseldorf nach, daß bereits ein einmaliger Kontakt eines Thrombozyten mit ASS die verhängnisvolle Thromboxan-Bildung für die gesamte Lebensdauer des Blutplättchens blockiert, nämlich für rund acht Tage.

Was wissenschaftliche Versuche ergaben

Für Menschen, die unter mangelnder Gerinnungsfähigkeit des Blutes leiden, ist ASS also eine lebensgefährliche Substanz. Umgekehrt kann ASS den Menschen, die von Thrombosen bedroht sind (beispielsweise bei einem Infarkt), vielleicht nützen, sagte sich der Epidemiologe Peter Elwood vom Medical Research Council im englischen Cardiff. Er begann 1971 mit einer Untersuchung an 1.239 Männern, die bereits einen Herzinfarkt erlitten hatten. Die eine Hälfte dieser Risikopatienten bekam täglich eine Tablette ASS, die andere ein Placebo, ein Scheinpräparat. Es handelte sich um einen »Doppelblindversuch«: Wer was einnahm, wußten weder die Patienten noch die behandelnden Ärzte. 1974 veröffentlichte Elwood das Ergebnis seiner Studie: Nach durchschnittlich 12,2 Monaten der Einnahme waren in der ASS-Gruppe 26 Prozent weniger Patienten gestorben als in der Kontrollgruppe. Dennoch war dieser beachtliche Unterschied nach den strengen Regeln der Wahrscheinlichkeitsrechnung statistisch nicht signifikant. Auch weitere ähnliche Untersuchungen blieben ohne statistisch gesicherte Resultate. Zusammengenommen jedoch, so errechnete der Epidemiologe Richard Peto von der Universität Oxford, konnte durch die Studien belegt werden, daß ASS Infarktpatienten zu besseren Überlebenschancen verhilft. Anhand von sieben Studien mit über 15.000 Infarktpatienten konnte bewiesen werden, daß ASS die Sterblichkeit durch verstopfte Blutgefäße um 13 Prozent und das Auftreten von Herzinfarkten und Schlaganfällen insgesamt um 25 Prozent vermindert.

Amerikanische Studien

Nun lag aufgrund dieser Ergebnisse die Frage nahe, wie ASS bei Menschen wirkt, die noch keinen Herzinfarkt erlitten haben. 22.071 amerikanische Ärzte im Alter von 40 bis 84 Jahren beteiligten sich an der Doppelblindstudie. Jeden zweiten Tag nahmen sie 325 Milligramm ASS oder Placebo ein. Ursprünglich sollte diese Studie von 1984 bis in die neunziger Jahre laufen, doch dann wurde sie im Januar 1988 frühzeitig beendet. Der Grund: Die bis dahin gewonnenen Daten bestätigten so eindeutig die günstige Schutzwirkung von ASS, daß das wissenschaftliche Überwachungskomitee den Abbruch schon jetzt empfahl. In der Kontrollgruppe war es zu 239 Herzinfarkten (28 davon tödlich) gekommen, in der gleich großen Aspirin-Gruppe zu nur 139 (zehn davon tödlich). Dagegen war die Anzahl der Schlaganfälle in der ASS-Gruppe mit 119 gegenüber der Placebo-Gruppe mit 98 leicht erhöht, statistisch aber nicht signifikant. Schlaganfälle können schließlich – im Gegensatz zu Herzinfarkten – nicht nur durch ein verstopftes Blutgefäß, sondern auch durch eine Blutung im Gehirn, beispielsweise infolge eines durch zu hohen Blutdruck geplatzten Gefäßes, hervorgerufen werden, und die Neigung zu Blutungen wird durch ASS eher begünstigt. Insgesamt konnte das Infarktrisiko in der ASS-Gruppe um 47 Prozent gesenkt werden.

An einer anderen in den USA durchgeführten Studie (ISIS-2) beteiligten sich 17.189 Probanden aus 400 Kliniken in 16 Bundesstaaten. Es sollte ermittelt werden, ob ASS oder ein aus einer Bakterienkultur gewonnenes Enzym mit Namen Streptokinase oder aber eine Kombination beider Substanzen die Überlebenschancen nach einem akuten Herzinfarkt erhöht. Das Ergebnis war für alle eine Überraschung: Wurde die Akutbehandlung mit Streptokinase durch eine niedrige Dosis ASS ergänzt, verbesserte sich die Überlebenschance des Patienten um 50 Prozent! Mit einer alleinigen ASS-Behandlung ließ sich die Sterblichkeitsrate bereits um 21 Prozent senken.

Charles Henkes, Leiter der Studie mit den amerikanischen Ärzten, begann inzwischen mit einer Sechs-Jahre-Studie an fast 90.000 Krankenschwestern: Er will wissen, ob der zuvor nur an Männern beobachtete ASS-Schutzeffekt bei Frauen ebenso groß ist. Ein erstes Zwischenergebnis von 1991: Das Risiko eines Erstinfarktes wird durch ASS auch bei Frauen um gut 30 Prozent verringert.

Andere Untersuchungen

Die Patienten der RISC-Studie (1990) hatten alle eine instabile Angina pectoris. Bereits nach einer 3monatigen Gabe von 75 Milligramm ASS täglich ergab sich ein 50prozentiger Rückgang des Infarktrisikos. Diese Studie belegte erstmals auch die Wirksamkeit einer Einnahme von weniger als 100 Milligramm ASS pro Tag. Daß ASS niedrig dosiert äußerst wirksam ist, bewies zudem die schwedische SALT-Studie. 1.360 Patienten mit transienten ischämischen Attacken (TIA) oder einem leichten Schlaganfall wurden über 32 Monate jeweils mit 75 Milligramm ASS oder Plazebo therapiert. Insgesamt gesehen lagen die Risiken eines Schlaganfalles (tödlich oder nicht tödlich) oder eines Herzinfarktes bei der ASS-Gruppe um 18 Prozent niedriger als bei der Plazebo-Gruppe.

Aspirin wurde natürlich auch mit dem »neuen« Thrombozytenaggregationshemmer Ticlopidin verglichen. Ticlopidin eignet sich für Patienten, die ASS nicht einnehmen können und für die Sekundärprophylaxe nach einem Schlaganfall. Es ist, so der Fachausdruck »das Mittel der Wahl in der Schlaganfall-Sekundärprävention«.

Was man heute weiß

Aspirin schützt in niedriger Dosierung (30 bis 300 Milligramm/Tag) Patienten mit TIA oder abgelaufenem ischämischen Infarkt und Patienten nach einem Herzinfarkt genauso gut wie in höherer Dosierung. Es senkt die Zahl der Schlaganfälle, Herzinfarkte und vaskulären (gefäßbedingten) Todesfälle um durchschnittlich 19 bis 24 Prozent. Bei einer niedrigen Dosierung treten weniger Nebenwirkungen auf – sie nehmen mit der Höhe der Dosis zu. Aspirin senkt das Risiko eines ersten Herzinfarktes, nicht aber das Risiko eines ersten Schlaganfalles.

Man hat zudem herausgefunden, daß Aspirin bei einem niedrigen Cholesterinspiegel noch besser wirkt als bei einem hohen und daß es das Risiko eines Herzinfarktes vor allem bei Personen ab 50 Jahren deutlich senkt.

Die Leistungen des Aspirins:

ASS senkt das Risiko eines ersten Herzinfarktes *(Primärinfarkt),* und zwar vor allem bei Männern, nicht aber eines ersten Schlaganfalles. Es hat sich jedoch bewährt in der Therapie von TIA oder RIND. Dagegen senkt es das Risiko sowohl eines weiteren Herzinfarktes (Reinfarkt um 30 bis 50 Prozent) wie auch eines zweiten Schlaganfalles (über 20 Prozent) deutlich *(Sekundärprävention).* Es verhindert eine Zusammenballung der Blutplättchen *(Thrombozytenaggregation)* und damit eine Entstehung von Thromben oder Embolie, welche die Gefäße verschließen können. ASS hat sich auch bewährt bei der Behandlung einer instabilen Angina pectoris und koronaren Herzkrankheit.

Täglich ein Aspirin?

Sollte nun jemand auf die Idee kommen, zur Vorsorge täglich Aspirin einzunehmen, ist davon wirklich abzuraten. Obwohl rezeptfrei, ist ASS ein Medikament und kein »Gummibärchen«. Und wie alle wirksamen Medikamente hat es Nebenwirkungen und kann auch Interaktionen mit anderen Medikamenten aufweisen, deren Wirkung verstärken, sie abschwächen oder sich mit ihnen nicht vertragen. Nicht zu vergessen ist ein gewisser Gewöhnungseffekt. Aspirin hat ja auch eine analgetische Wirkung, das heißt, es handelt sich um ein Schmerzmittel, das zudem Fieber senken kann.

Wer Aspirin zur Vorsorge nehmen will, sollte dies zuvor mit seinem Arzt besprechen. Dann besteht übrigens auch die Möglichkeit, dieses ohnehin sehr preiswerte Mittel auf Rezept zu erhalten.

Hormoneller Infarktschutz bei Frauen

Frauen sind bis zu den Wechseljahren weitgehend vor Herzinfarkt und Schlaganfall geschützt. Dieses Phänomen führt man auf eine Schutzfunktion des weiblichen Sexualhormons Östrogen zurück.

Andererseits haben viele jüngere Frauen Angst davor, die Antibabypille zu nehmen, weil sie angeblich ein Risiko für einen Herzinfarkt oder Schlaganfall darstellt oder Stoffwechselstörungen und Venenthrombosen auslöst. Und das, obwohl die Pille Östrogen enthält. Außerdem raten sogar manche Ärzte heute noch häufig Frauen ab 35 Jahren von einer Pilleneinnahme ab, unter anderem eben wegen der Risiken von Herz- und Hirninfarkt.

Ist die Pille ein Risikofaktor für Herzinfarkt und Schlaganfall?

Um kaum ein Arzneimittel gab und gibt es so viele Diskussionen wie um die »Pille«. Gleichzeitig ist die Pille eines der am meisten und besten getesteten Arzneimittel. Zwar haben die Antibabypillen von heute bekanntlich weitaus weniger Nebenwirkungen – eigentlich so gut wie keine negativen mehr – als ihre Vorgänger, aber ein gewisses Unbehagen ist dennoch geblieben. Ständige Forschung und konsequente Weiterentwicklung an der Pille führten jedoch dazu, daß bei einer Verhütungssicherheit von nahezu 100 Prozent fast alle »Nebenwirkungen« sogar positiv ausfallen und vor verschiedenen Erkrankungen schützen.

Das liegt vor allem daran, daß die Pille von heute absolut nicht mehr vergleichbar ist mit den Pillen »der ersten Generation« Anfang der sechziger Jahre. So enthielt die erste im Jahre 1960 in den USA zugelassene Pille 150 Mikrogramm Östrogen, eine relativ hohe Dosis. 1992 wurden die Pillen »der vierten Generation« eingeführt, von denen die am niedrigsten dosierte Mikropille nur noch 20 Mikrogramm Östrogen (Lovelle®) enthält. Als »Mikropillen« dürfen übrigens nur Pillen bezeichnet werden, die weniger als 50 Mikrogramm Östrogen enthalten. Hinzu kommt, daß moderne Pillen Kombinationspillen sind, die neben wenig Östrogen möglichst niedrige Dosen des synthetischen Gelbkörperhormons Gestagen haben. Dabei unterscheidet sich die *kontrazeptive* (vor einer Schwangerschaft

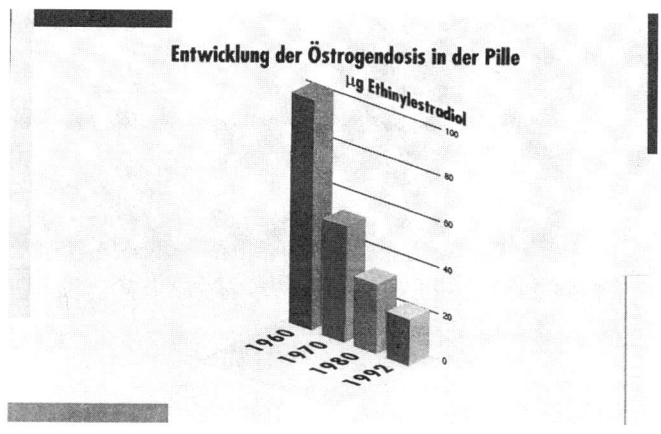

Die Entwicklung der Östrogendosis in der Pille

schützende) Sicherheit dieser niedrigdosierten Mikropillen nicht von derjenigen höher dosierter Pillen.

Die Pille von gestern

Richtig ist, daß die Pillen der »alten Generation« zu Veränderungen im Fettstoffwechsel und zu Kreislauferkrankungen führen konnten, und zwar vor allem Pillen mit hohem Östrogenanteil und den Progestagenen Norethisteron und Levonorgestrel. Bei den modernen Pillen wird nicht nur der Anteil von Östrogen, sondern auch der von Progestagen beziehungsweise Gestagen so niedrig wie möglich gehalten, vor allem aber wurden neuartige Gestagene (Gelbkörperhormone) entwickelt.
Hochdosierte Pillen früherer Zeiten konnten zu einem Abfall des schützenden HDL- und zu einem Anstieg des schädlichen LDL-Cholesterins führen. Für Pillenkonsumentinnen bedeutete dies ein gewisses Risiko für eine Herzerkrankung mit den Folgen Infarkt oder Schlaganfall, vor allem, wenn die Pillenanwenderin rauchte. Und dies, obwohl man annehmen könnte, daß der hohe Östrogenanteil der »alten« Pillen ja eigentlich vor einer Herzerkrankung schützen, also das HDL erhöhen müßte, da ja, wie bereits erwähnt, das weibliche Hormon Östrogen die Frauen bis zur Me-

159

nopause vor kardialen Erkrankungen bewahrt. (Im Gegensatz zu männlichen Sexualhormonen, den Androgenen, die das HDL-Cholesterin senken und das LDL-Cholesterin erhöhen.)

Im Laufe der Zeit stellte man fest, daß ein wesentlich niedrigerer Östrogenanteil in der Pille genügt, um vor einer Schwangerschaft zu schützen. Bereits 1969 empfahl die britische Arzneimittelbehörde eine Höchstdosis von 50 Mikrogramm Östrogen in der Pille, und 1974 belegte ein britischer Studienbericht, daß die Verminderung des Östrogenanteils eine deutliche Verringerung beim Auftreten von Venenthrombosen hatte.

Die ersten Fortschritte

1973 erschien die erste »niedrigdosierte« Pille auf dem Markt mit nur noch 30 Mikrogramm Östrogen und einem potenten neuen Gestagen, dem Levonorgestrel. In den späten siebziger Jahren zeigte sich jedoch, daß bestimmte orale Kontrazeptiva die Gefahr einer kardiovaskulären Erkrankung förderten. In diesen Jahren hatte sich die Aufmerksamkeit bei der Weiterentwicklung und Verbesserung der Pille vom Östrogen zum Gestagen verlagert. 1977 wurde in einer englischen Studie der Zusammenhang zwischen dem Risiko von Herz-Kreislauf-Erkrankungen und dem Gestagen in der Pille aufgedeckt. Man vermutete, daß für Frauen über 35, die rauchen und die Pille seit mehr als fünf Jahren nehmen, ein erhöhtes kardiovaskuläres Risiko besteht. Ein Jahr später berichtete der amerikanische Wissenschaftler Bradley von einer Verbindung zwischen Pille und Lipidstoffwechsel, und 1980 zeigte eine wiederum englische Studie, daß kardiovaskuläre Erkrankungen wie Herzinfarkt und Schlaganfall in Wechselwirkung stehen mit der Senkung des schützenden Blutlipidspiegels durch die Pille. Schließlich fand man heraus, daß der Östrogenanteil in oralen Kontrazeptiva das Risiko einer kardiovaskulären Erkrankung anscheinend senkte, während der Gestagenanteil unerwünschte Nebenwirkungen hervorzurufen schien, die das Risiko einer kardiovaskulären Erkrankung offenbar erhöhten. Dies war sozusagen der letzte Anstoß zur Pille der »neuen Generation«, deren erste 1981 auf den Markt kam.

Der Durchbruch

Diese Pille enthielt ein neues verbessertes Gestagen, genannt Desogestrol, das nur geringen Einfluß auf den Lipidspiegel hat – und infolgedessen kein Risiko für kardiovaskuläre Erkrankungen darstellt. Man hatte nämlich inzwischen herausgefunden, daß einige bislang für die Pille verwendete

Gelbkörperhormone wie beispielsweise Levonorgestrel eher androgen wirkten und damit das LDL erhöhten und das »gute« HDL im Blut senkten. 1988 veröffentlichte die Londoner Cavendish-Klinik die Ergebnisse der weltweit größten, von den amerikanischen National Institutes of Health in Auftrag gegebenen Studie: Diese neue Pille (Marvelon®) hat einen positiven Einfluß auf das HDL-Cholesterin und keine unerwünschten Auswirkungen auf den Fettstoffwechsel – dank des neu entwickelten Gestagens Desogestrol.

Die Pille von heute

Sie ist inzwischen weitaus mehr als ein Schwangerschaftsverhütungsmittel, sie ist auch ein *Medikament* – das darf man nicht vergessen.
Moderne Pillen-Kombinationspräparate bergen also die Gefahr einer Störung des Fettstoffwechsels nicht mehr. Im Gegenteil: In mehreren Studien wurde nachgewiesen, daß die Einnahme dieser Pillen sogar das HDL-Cholesterin und damit die Schutzwirkung vor arteriosklerotischen Gefäßveränderungen steigern und gleichzeitig das gefährliche LDL-Cholesterin senken kann. Diese Pillen haben auch kaum und vor allem keine langfristigen Auswirkungen auf den Kohlenhydratstoffwechsel. Geringfügige Veränderungen regulieren sich sofort nach Absetzen der Pille. Dieser Punkt ist vor allem für zuckerkranke Frauen wichtig. Diabetikerinnen müssen ständig vom Arzt überwacht werden, besonders wenn sie die Pille nehmen. Denn durch die Pille kann sich ihr Bedarf an Insulin oder oralen (über den Mund eingenommenen) Antidiabetika sowohl erhöhen als auch verringern. Allerdings müssen Frauen mit einem schweren Diabetes, der bereits zu Gefäßveränderungen geführt hat, auf die Pille verzichten.

Das müssen Sie über die Pille wissen:
• Pillen mit einem Östrogenanteil unter 50 Mikrogramm und den neu entwickelten Gestagenen erhöhen weder das Thromboserisiko noch den Blutdruck. Wenn thromboembolische Erkrankungen bei Pillenanwenderinnen auftraten, lag die Ursache in einer Gerinnungsstörung im Blut. Die neuen Kombinationspillen haben auch keinen negativen Einfluß auf den Fettstoffwechsel. Das Risiko für einen Schlaganfall oder zerebrovaskuläre Erkrankungen sowie Herzinfarkt erhöht sich bei der Einnahme niedrigdosierter Pillen also nicht.

- Allerdings sollten Frauen, die die Pille nehmen, nicht rauchen. Eine englische Studie (1989) wies nach, daß Raucherinnen, die die Pille nehmen, ein *elfmal erhöhtes Risiko* haben, einen tödlichen Herzanfall zu erleiden, als Nichtraucherinnen. Rauchen und die Einnahme hormoneller Kontrazeptiva stellen die häufigste und vermeidbarste Risikofaktorenkombination bei jüngeren Frauen mit Herzinfarkt dar. Das ergab eine Studie der Deutschen Herzstiftung. Dabei steigt das Risiko einerseits mit der Anzahl der gerauchten Zigaretten, andererseits potenziert es sich durch weitere Risikofaktoren wie Übergewicht, erhöhter Cholesterinspiegel, Hypertonie und gegebenenfalls Diabetes. Allein durch Rauchen erhöht sich das Risiko eines Schlaganfalles um das Vierfache; kommt dazu noch ein Bluthochdruck, der für sich allein das Risiko fünfmal vergrößert, so potenziert sich das Gesamtrisiko auf das 22fache!
- Der Rat aller Experten lautet weltweit: Frauen, die rauchen, übergewichtig sind oder andere Risikofaktoren für kardiovaskuläre Erkrankungen aufweisen, sollten im Alter Mitte bis Ende dreißig mit der Pille aufhören. Gesunde Nichtraucherinnen dagegen können die Pille bis mindestens 45 Jahre und nach neuesten Studien sogar bis zum Eintritt der Wechseljahre als Schwangerschaftsschutz und Schutz vor Herz- und Hirninfarkt verwenden.

Die schützende Wirkung des Östrogens nach den Wechseljahren

Seit langem wird auch im Zusammenhang mit Herz-Kreislauf-Erkrankungen über eine Substitutionstherapie mit weiblichen Sexualhormonen als Schutz vor einer koronaren Herzerkrankung und damit vor Herzinfarkt und Schlaganfall diskutiert. Unter Substitution versteht man den Ersatz mit einer Substanz, die der Körper normalerweise selbst herstellt. Inzwischen werden Östrogene zwar als Medikament bei Wechseljahrbeschwerden und als Schutz vor *Osteoporose* (Verlust der Knochenmasse, der zu Knochenbrüchigkeit führt als Folge des Östrogenmangels) verschrieben, selten aber zum Schutz vor Herzinfarkt und Schlaganfall. Dabei scheinen Herz-, Gefäß- und Knochenerkrankungen bei Frauen in der Postmenopause (lat. *post* = nach) in gleicher Weise zuzunehmen. Immerhin stirbt jede zweite Frau in der Bundesrepublik an Herz-Kreislauf-Erkrankungen, denn nach Eintritt der Menopause steigt das Herzinfarktrisiko auf das Doppelte an.

Die Vorteile einer Hormonsubstitution

Nach letzten Erkenntnissen aus vielen Patientendaten leiden Frauen, die mit Hormonen substituiert werden, seltener an Herzerkrankungen und haben sicherlich weniger Knochenbrüche als andere Frauen. Trotzdem nimmt nur eine von zehn Frauen in der Menopause eine Hormonsubstitutionstherapie (HST) in Anspruch, und noch weniger halten die Behandlung mehr als ein paar Monate durch. Das ist sehr bedauerlich. Denn die Vorteile einer Hormonsubstitution auch nach den Wechseljahren sind in einer Reihe von wissenschaftlichen Studien dokumentiert.

Die mittlere Lebenserwartung einer Frau beträgt heute 80,3 Jahre. Somit sind die Wechseljahre in Richtung Lebensmitte gerückt, da sie durchschnittlich zwischen dem 52. und 56. Lebensjahr (bei Raucherinnen etwas früher) eintreten. Das bedeutet, daß eine Frau über ein Vierteljahrhundert, ja fast drei Jahrzehnte so gut wie ohne weibliche Geschlechtshormone, ohne Östrogene und Progesteron, auskommen muß. Sie verbringt also rund ein Drittel ihres Lebens in der Postmenopause, in der Zeit nach den Wechseljahren.

Dazu muß man auch wissen, daß jeder Mensch einen gewissen Anteil von Sexualhormonen des anderen Geschlechtes besitzt: Der weibliche Körper bildet in einem bestimmten Umfang Androgene, während der männliche Körper etwas Östrogene produziert. Das heißt, die Relation zu den Sexualhormonen des anderen Geschlechtes verändert sich, wenn die Produktion der eigenen Geschlechtshormone nachläßt.

Die Rolle der Hormone

Schon vor Jahrhunderten erkannte man, daß Frauen seltener als Männer an kardiovaskulären Erkrankungen starben. Dies war aber zu einer Zeit, als die Lebenserwartung der Frau wesentlich niedriger war. So betrug sie noch um die Jahrhundertwende knapp 50 Jahre. Folglich erreichten damals weitaus weniger Frauen als heute den postmenopausalen Lebensabschnitt, jenes Lebensalter also, in dem sich Herz- und Kreislauferkrankungen entwickeln. Man weiß inzwischen sicher, belegt durch zahlreiche Studien aus aller Welt, daß der Unterschied zwischen Männern und Frauen hinsichtlich ihrer herz- und hirnbedingten Erkrankungen und Todesfolgen in erster Linie auf die spezifisch hormonbedingte Physiologie der Frau zurückzuführen ist. Die in den Eierstöcken gebildeten Hormone wirken auf die Gefäße schützend. Dieser Schutz fällt jedoch nach und nach weg, sobald die

Produktion der Sexualhormone in und nach den Wechseljahren allmählich aufhört. Entsprechend stärker wirken die im weiblichen Körper produzierten Androgene. Die Schutzwirkung läßt aber bereits früher nach, wenn einer Frau vor den Wechseljahren die Eierstöcke *(beidseitige Ovarektomie)* entfernt werden mußten.

Außerdem hat man festgestellt, daß Frauen mit Herzinfarkt meistens früher in die Wechseljahre kamen, daß heißt bereits im Alter von 45 Jahren und früher, als Frauen ohne Infarkt. Daraus kann man schließen, daß die Östrogenausschüttung der Eierstöcke bei diesen Frauen bereits relativ früh zurückging.

Der Zusammenhang zwischen Östrogenmangel und Herzinfarktrisiko läßt sich ferner daraus ableiten, daß bei Frauen mit klimakterischen Beschwerden eindeutig häufiger ein ischämisches EKG-Muster zu beobachten ist als bei Frauen ohne Hitzewallungen.

Wovor weibliche Sexualhormone schützen

Es gibt eine ganze Reihe von Gründen, warum es gut ist, wenn Frauen während und nach den Wechseljahren mit weiblichen Sexualhormonen substituiert werden:

• klimakterische Beschwerden *(vegetative)* werden reduziert oder fallen weg;
• Östrogene helfen über klimakterisch bedingte Depressionen hinweg;
• Haut und Schleimhäute behalten ihre Elastizität (weniger Schmerzen beim Geschlechtsverkehr, weniger hormonell bedingte Sehverschlechterungen, weniger Zahnfleischprobleme, weniger unerwünschter Haarwuchs, weniger Falten);
• Besserung von Arthrosen kleiner Gelenke, teilweise Beschwerdelinderung bei chronischer *Polyarthritis* (Rheuma);
• Schutz vor und Aufhalten einer fortschreitenden Osteoporose;
• Senkung des Arteriosklerose-, Herz- und Hirninfarktrisikos.

Die hormonale Veränderung in den Wechseljahren (sie beginnt mit der Menopause, der letzten Monatsblutung), so stellte man vor kurzem im Londoner Wynn-Institut für Stoffwechselforschung fest, steht auch mit einer Umverteilung des Körperfetts und veränderten Lipidmustern in Zusammenhang. Nach der Menopause beginnt die weibliche Fettverteilung der männlichen zu ähneln, indem sie mehr *android* (oberkörperbetont) wird (bei den Männern oft umgekehrt, sie bekommen etwas mehr Brust

und Po). Vorläufige Ergebnisse der Untersuchungen zeigen, daß die andro-
ide, nicht jedoch die *gynoide* (unterkörperbetonte) Fettverteilung mit
ungünstigen Lipoproteinveränderungen und mit Insulinresistenz zusam-
menhängt.

Östrogen ist nicht gleich Östrogen

Die Pille enthält synthetische Östrogene, die nicht ausschließlich »natürlichen« Ursprungs sind und sich vom körpereigenen Östrogen der Frau unterscheiden. Hormone, die man Frauen in und nach den Wechseljahren
verordnet, sind dagegen eher schwächere Hormone, entweder konjugier-
te Östrogene tierischen Ursprungs oder natürliches Estradiol als Ester
oder in reiner Form, wie es bis zur Menopause von den Eierstöcken der
Frau produziert wird. Natürliche Östrogene schaden also – im Gegensatz
zur Pille, wo in diesem Falle etwas Vorsicht geboten ist – auch dann nicht,
wenn eine Frau Krampfadern hat. Im Gegenteil: Wissenschaftler behaup-
ten sogar, daß mit konjugierten Östrogenen beziehungsweise mit trans-
dermalem Estradiol substituierte Frauen seltener eine *Thromboembolie*
(Arterienverschluß durch Blutgerinnsel) bekommen als Frauen ohne Hormonsubstitutionstherapie, weil die »weichen« Östrogene anders auf die
Blutgerinnung wirken als die in der Pille enthaltenen synthetischen Östrogene.

Natürliche Östrogene kombiniert mit Progesteron/Gestagenen

Um die physiologischen Verhältnisse wie vor der Menopause nachzuah-
men und bestimmte Risiken auszuschließen, empfiehlt man inzwischen,
die natürlichen Östrogene mit Progesteron, dem wichtigsten natürlichen
Gelbkörperhormon, oder mit speziellen Gestagenen zu kombinieren.
Nun erinnern Sie sich sicherlich daran, daß gerade die Gelbkörperhormone »schuld« hatten an der Zunahme von Herz-Kreislauf-Erkrankungen.
Der Gelbkörperhormonanteil in diesen Medikamenten ist jedoch so gering, daß er, und das betrifft vor allem die Kombination Östrogen/Proge-
steron, so gut wie keinen Einfluß auf den Lipidstoffwechsel hat. Andererseits ist es äußerst wichtig, nicht ausschließlich mit Östrogenen zu substituieren.

Der Grund dafür ist, daß Östrogen den Aufbau der Gebärmutterschleimhaut fördert, während – wie das bei der Frau im gebärfähigen Alter geschieht – die natürlichen Gelbkörperhormone dieses Gewebe wieder zurückbilden und sein Wachstum kontrollieren. Würde man eine Frau in den Wechseljahren nun ausschließlich mit Östrogenen substituieren, könnten sich durch das ständige Wachstum der Gebärmutterschleimhaut Wucherungen und im Extremfall Tumoren in der Gebärmutter ergeben. Durch Gestagene beziehungsweise Progesteron wird dieses Wachstum gebremst und die Schleimhaut im Rahmen einer Abbruchblutung abgestoßen.

Oft sind Frauen froh, daß mit der Menopause ihre monatliche Periodenblutung aufhört. Werden sie nun mit einer Östrogen-Gestagen-Kombination substituiert, kommt es im allgemeinen zu Abbruchblutungen, die jedoch nach einiger Zeit von selbst wieder aufhören. Inzwischen werden aber bereits Kombinationspräparate entwickelt, die keine Blutungen mehr auslösen. Gestagene bieten in den gebräuchlichen niedrigen Dosierungen Schutz vor einem Endometriumkarzinom (Krebs der Gebärmutterschleimhaut) und haben so niedrig dosiert auch keinen wesentlichen Einfluß auf den Lipidspiegel – sie wirken dagegen leicht blutdrucksenkend.

Frauen, die keine Gebärmutter mehr haben (Hysterektomie), empfiehlt man nach neuesten wissenschaftlichen Erkenntnissen eine Kombinationstherapie mit Östrogen/Progesteron, um Veränderungen im Drüsengewebe der Brust vorzubeugen. Das natürliche Progesteron besitzt zudem einen diuretischen (entwässernden) Effekt und bietet sich deshalb bei Frauen an, die bei einer ausschließlichen Östrogentherapie über Wasserstau und Ödeme klagen.

Wissenschaftliche Beweise

Einen der besten Beweise für den Schutzeffekt weiblicher Sexualhormone vor koronaren Herzkrankheiten in der Postmenopause gibt eine noch laufende Studie aus den USA mit Krankenschwestern. Erste Ergebnisse, die im September 1991 publiziert wurden, stimmten mit den meisten anderen epidemiologischen Studien zu diesem Thema überein: Östrogensubstitution verringert das Risiko einer KHK um etwa 50 Prozent.

Wissenschaftler an der Havard-Universität beobachten seit 1976 mehr als 120.000 amerikanische Krankenschwestern. 1986 befanden sich über

48.000 der Testpersonen in der Menopause oder hatten sie hinter sich. Etwa ein Fünftel von ihnen nahm immer noch Östrogen, ein Viertel hatte es genommen, und der Rest, 53 Prozent, hatte sich nie behandeln lassen. Insgesamt ergab die Studie, daß das Gesamtrisiko einer KHK bei den Frauen, die Östrogene einnahmen, weitaus niedriger lag als bei denen, die auf Östrogene verzichteten. Das relative Risiko einer ernsten Erkrankung der Herzkranzgefäße mit all ihren Folgeerscheinungen lag bei den HST-Frauen bei 0,56, was übereinstimmend mit anderen Studien bedeutet, daß die Östrogensubstitution das KHK-Risiko um rund 50 Prozent reduziert.

Letzte Zweifel beseitigten weitere, kürzlich veröffentlichte Ergebnisse: Aus den Untersuchungen an 48.470 Krankenschwestern ging hervor, daß die Einnahme von konjugierten Östrogenen das Risiko, einen Herzinfarkt zu erleiden, nahezu halbiert. Gesenkt wurde die Infarktgefahr sogar bei Frauen ohne Übergewicht, die nicht rauchten und keinerlei andere Risikofaktoren wie Hochdruck oder Diabetes aufwiesen.

Und wie sieht das aus bei Frauen, die bereits einen Herzinfarkt hinter sich haben? Nach neuesten Erkenntnissen sind sie geradezu prädestiniert für eine Hormonbehandlung. Eine prospektive deutsche Studie (1992) über zehn Jahre dokumentiert, daß 40 Prozent der nicht hormonbehandelten Patientinnen mit einer hochgradigen Koronarstenose starben, dagegen lag die Sterberate bei den mit Östrogenen substituierten Patientinnen nur bei fünf Prozent.

Die Vorteile einer Therapie mit Östrogenen

- Östrogene senken den Blutdruck um durchschnittlich 10 mmHg, so daß die Herzarbeit schon einmal erleichtert und Sauerstoff gespart wird;
- Östrogene haben am Herzmuskel einen digitalisähnlichen Effekt: Sie steigern die Herzleistung, ohne daß dabei die Pulsfrequenz zunimmt. Das bedeutet eine weitere Sauerstoffeinsparung;
- Östrogene haben auch einen gewissen kalziumantagonistischen (gegenspielerischen) Effekt. Dadurch gelingt es der Herzmuskelzelle leichter, kritische Situationen bei Sauerstoffmangel unbeschadet zu überstehen;
- Östrogene senken das LDL-Cholesterin um durchschnittlich etwa 15 bis 20 Prozent und erhöhen das gefäßschützende HDL-Cholesterin; außerdem senken sie in gewissem Maße die Triglyceride.
- Bei allen Frauen kommt es in der Postmenopause zu einer vermehrten

Bildung von Androgenen, was sich auch auf den Insulinstoffwechsel auswirkt. Dadurch ist der Organismus gezwungen, die Insulinkonzentration zu erhöhen. Durch eine Östrogensubstitution wird dieser Zustand wieder normalisiert.

• Durch die Gabe von natürlichen Östrogenen kommt es zu einer vermehrten Bildung von Enzymen, die den Abbau des Fibrins in der Gefäßwand beschleunigen und die Bildung des Prostazyklins (Gewebehormon mit positivem Effekt auf das kardiovaskuläre System) um 40 bis 60 Prozent steigern. Dadurch wird das Thromboserisiko noch einmal reduziert.

• Zerebrovaskuläre Blutungen und Schlaganfälle gehen unter einer längeren Östrogensubstitution um mehr als 20 Prozent zurück. Das wurde in verschiedenen Untersuchungen festgestellt.

Zusammenfassend kann man sagen, daß sich unter einer Östrogenbehandlung kardiovaskuläre Erkrankungen sogar bis zu 80 Prozent reduzieren können, vorausgesetzt, es bestehen keine Risikofaktoren, welche die Wirkung der Östrogene blockieren. Die von vielen Frauen beklagte angebliche Gewichtszunahme unter einer Hormontherapie kann zu Beginn ein bis zwei Kilogramm betragen, da Haut und Gefäße plötzlich wieder besser Wasser einlagern – und damit wieder elastischer und straffer werden. Diese Gewichtszunahme pendelt sich nach einigen Wochen ein. Jede weitere Gewichtszunahme ist ernährungsbedingt und steht in keinem Zusammenhang mit der Hormontherapie.

Dauer und Notwendigkeit der Therapie

Wie lange kann und sollte eine Frau nach den Wechseljahren Hormone einnehmen? Nach den heutigen Erkenntnissen mindestens zehn bis zwölf Jahre, wenn möglich, noch länger. Abhängig ist dies natürlich davon, wie sie sich fühlt, aber auch, wie sie mit dem Medikament umgeht.

Nicht jede Frau braucht, und das sollte festgehalten werden, eine Hormonsubstitution. Doch wenn sie sich mit HST wohler und besser fühlt, spricht nichts dagegen, auch noch nach dem siebzigsten Lebensjahr auf diese Weise die Natur zu »korrigieren«. Sie muß das auf jeden Fall in Absprache mit ihrem Arzt entscheiden, vor allem auch, in welcher Dosierung, Zusammenstellung und Anwendungsform die HST verordnet wird. Dazu ist eine Gesamtuntersuchung notwendig, die nicht nur den Check-up beinhaltet, sondern auch gynäkologische Untersuchungen sowie die Messung des Hormonspiegels und, last, but not least, ein vertrauensvolles, ausführliches und offenes Gespräch mit dem behandelnden Arzt. Eine HST sollte die Lebensqualität erhöhen, Vorteile und weniger Risiken bringen. Das heißt, daß die Patientin sehr ehrlich dem Arzt über ihre Wünsche, über ihre Probleme und über ihre Vorstellungen berichten muß.

Die verschiedenen Verabreichungsformen

Medikamente werden dem Körper in verschiedenen Formen (Applikationen) zugeführt: als Tablette, Pille, Pulver, Tropfen, durch den Mund (oral), als Injektion (Spritze) oder über die Haut (transdermal) als Pflaster oder Creme.

Prinzipiell kann man sagen, daß Östrogencremes, -salben, -zäpfchen oder -gel (vaginal appliziert) ihre Wirkung nur am Ort, nämlich der Schleimhaut, entfalten. Sie geben keinerlei prophylaktischen Schutz vor Infarkt, Schlaganfall, arteriosklerotischen Veränderungen oder Osteoporose wie beispielsweise oral oder transdermal (siehe weiter unten) angewandte Östrogene.

Kombinationspräparate

Sie beinhalten bereits eine Östrogen-Gestagen-Kombination (zum Beispiel *Presomen® 0,6 compositum*, Kali Chemie) und werden ähnlich wie die Pille gehandhabt: Die weißen Dragees bestehen aus reinem konjugiertem Östrogen. Sie werden täglich vom fünften bis 14. Zyklustag eingenommen, vom 15. bis 25. Zyklustag nimmt die Frau täglich ein rosa Dragee, daß zusätzlich Gestagen enthält. Danach setzt sie mit der Einnahme bis zum fünften Tag des nächsten Zyklus aus. Diese Einnahmeregeln klingen komplizierter, als sie sind. Denn die Drageepackungen sind, ähnlich wie die Pillenpackungen, mit den Einnahmetagen gekennzeichnet.

Monopräparate

Andere Dragees, wie beispielsweise *Presomen® 0,6,* enthalten nur natürliches Östrogen, sie bieten also Schutz vor Koronarerkrankungen. Gegebenenfalls müssen sie durch ein separates Gestagenpräparat (zum Beispiel *Prothil® 5*, Kali-Chemie) ergänzt werden, wenn gleichzeitig eine Prophylaxe vor Endometriose und abartigen Zellveränderungen (Krebs) gemacht werden soll. Der Vorteil dieser Applikationsform liegt in der gezielten und gleichmäßigen Dosierung.

Die Depotinjektion

Manche Frauen finden jedoch die tägliche Pilleneinnahme lästig – sie fällt bei der Depotinjektion weg. Dabei bekommt eine Frau alle vier Wochen eine Depotspritze (beispielsweise *Gynodian® Depot*, Schering AG) in den (Po-)Muskel. Mit dieser parenteralen Applikation werden Verdauungstrakt und damit auch Leber umgangen. Sie ist empfehlenswert für Frauen mit Leberproblemen. Allerdings werden relativ hohe Mengen Östrogen gespritzt, damit die benötigte Menge über den Zeitraum von einigen Wochen vom Wirkstoffdepot im Muskelgewebe über die Blutbahn weitergeleitet werden kann. Dadurch ist jedoch der günstige Einfluß auf das HDL-Cholesterin geringer. Zwar muß die Frau so nicht täglich an die Pilleneinnahme denken, aber manche stört die ziemlich massive Wirkung sofort nach der Injektion (unter anderem Spannungsgefühl in den Brüsten), die dann im Laufe der Wochen fast zu sehr nachläßt. Außerdem muß darauf geachtet werden, den Vier-Wochen-Turnus einzuhalten und gegebenenfalls Gestagen zusätzlich oral einzunehmen. Zur Prophylaxe von Arteriosklerose, aber auch von Osteoporose eignen sich orale Präparate besser.

Das Östrogenpflaster

Eine weitere Applikationsform zur Umgehung von Magen, Darm und erster Leberpassage ist das Östrogenpflaster. Es handelt sich um ein programmiertes Transdermales Therapeutisches System (TTS), das wie ein Pflaster aussieht und auf die Haut geklebt wird.

Estraderm TTS® (Geigy Pharma) enthält Estradiol in einem durchsichtigen flachen Membranpflaster. Vom Wirkstoffreservoir des Pflasters fließt, durch eine Kontrollmembran gesteuert, kontinuierlich eine bestimmte Menge des körpereigenen Östrogens Estradiol von der Hautoberfläche direkt in die Blutbahn. Weil die Magen-Darm-Leber-Passage umgangen wird, genügen Bruchteile bisher üblicher Hormonmengen.

Jedes der Pflaster, die in drei verschiedenen Dosierungen zur Verfügung stehen, gibt maximal vier Tage lang Estradiol ab. Das Pflaster wird also zweimal pro Woche erneuert. Nach drei Wochen Anwendung legt die Frau eine Woche Pause ein. Hitzewallungen, Schlafstörungen und andere klimakterische Symptome lassen sich damit sehr gut bessern. Das Östrogenpflaster hemmt ebenfalls bis zu einem gewissen Grad den Verlust von Knochenmasse und vermindert bei längerer Anwendung das Risiko für koronare Herzkrankheiten, Infarkt und Schlaganfall durch die Senkung von LDL, Gesamtcholesterin und Triglyceriden.

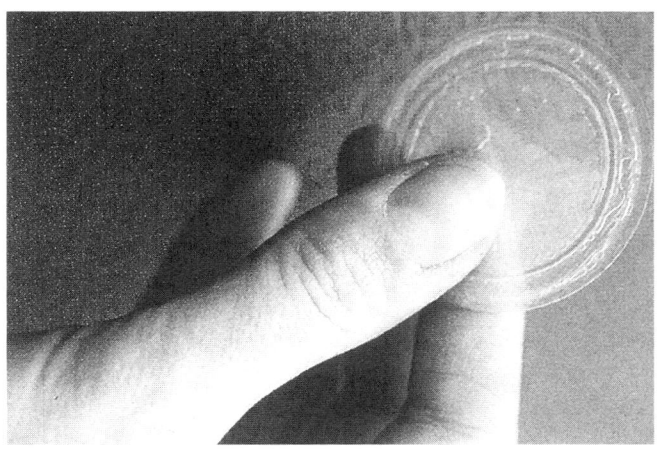

Das Östrogenpflaster

Bequem finden viele Frauen neben der Handhabung die relative Unabhängigkeit von täglicher Pilleneinnahme und vom Arzt. Wer jedoch auf die schützende Wirkung von Gestagenen nicht verzichten kann oder will, muß zusätzlich für zehn bis zwölf Tage oral Gestagen einnehmen.

Hormontherapie – eine Schönheitsbehandlung?

Das Angebot an Menopausenpräparaten wächst ständig. Für welches Präparat und für welche Applikationsform sich eine Frau entscheidet, sollte sie mit ihrem Gynäkologen besprechen. Die Stärke der Hormonbehandlung, die Zusammensetzung der Hormone und nicht zuletzt das Präparat selbst muß sie sozusagen »erproben«. Manchmal verträgt die eine ein bestimmtes Medikament nicht besonders, fühlt sich jedoch mit einem anderen Präparat ausgezeichnet.

Noch halten viele, Ärzte wie Frauen, die Hormontherapie für eine Schönheitsbehandlung. Nur sehr wenige begreifen, daß es dabei um eine echte Substitutionstherapie geht, die sowohl kurzfristig als auch langfristig gesundheitliche Vorzüge bietet: Östrogene setzen den Gefäßwiderstand herab und verbessern die Durchblutung in den hirn- und herzversorgenden Arterien. Blutgerinnung und Kohlenhydratstoffwechsel bleiben unverändert. Die Synthese von Thromboxan (siehe Seite 153), das für die Bildung von Thrombosen mitverantwortlich ist, wird vermindert. Östro-

171

gene sorgen für gesunde Knochen bis ins hohe Alter und gewähren langfristig einen großartigen Schutz vor Bluthochdruck, Herz-Kreislauf-Erkrankungen sowie Herzinfarkt und Schlaganfall.

Interview mit Prof. Dr. med. Peter Mathes, Chefarzt an der Klinik Höhenried

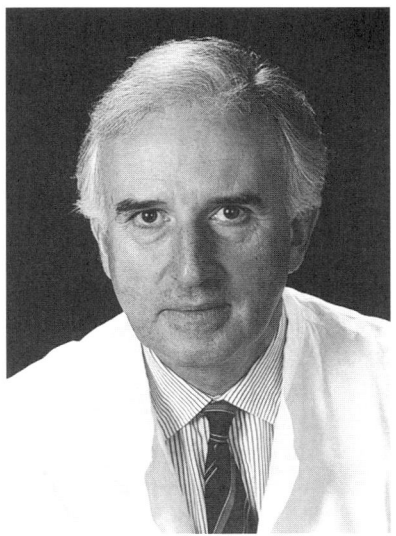

Herr Professor Mathes, wie kann ein »normaler« Mensch, ein Laie, erkennen, wenn ein anderer oder er selbst einen Herzinfarkt erleidet?

Zu allererst kündigt sich der Infarkt durch einen Schmerz an, durch einen starken, oft als vernichtend empfundenen Schmerz hinter dem Brustbein, häufig als brennend und drückend beschrieben. Meist strahlt er in den linken Arm aus, gelegentlich auch nach rechts, in den Unterkiefer oder auch in den Bauch. Die Hälfte aller Herzinfarkte kommt wie ein Blitz aus heiterem Himmel, die *andere* Hälfte aber – und das ist ein ganz wichtiger Punkt – hat deutliche Vorboten. Viele Patienten berichten, daß sie in den Wochen und Tagen vor dem Infarkt schon etwas gespürt hätten: Druckgefühl, Schmerz, manchmal auch ein Brennen in der Mitte hinter dem Brustbein. Häufig treten diese Beschwerden zum erstenmal bei Anstrengung auf und verschwinden, wenn der Patient pausiert. Bezeichnend ist vor allem das Druckgefühl, das Gefühl der Enge, und daß man nicht genügend Luft bekommt. Gelegentlich tritt dieses Gefühl zum erstenmal in Ruhe, vor allem nachts auf; der Betroffene wacht daran auf. Wenn sich solche Symptome einer Angina pectoris bemerkbar machen, sollte man unbedingt den Hausarzt aufsuchen, da durch eine rechtzeitige sorgfältige Diagnostik und Behandlung ein Herzinfarkt vermieden werden kann.

Wie merkt eine außenstehende Person, daß der andere einen Infarkt hat? Was soll sie tun?

Der Schmerz, über den der Betroffene klagt, wird auch für den Laien Hinweis genug auf den Ernst der Situation geben. Oft kommt dazu noch ein aschfahles, plötzlich verfallenes Aussehen. Wenn die Gesichtsfarbe blaß wird und Schweiß ausbricht, kündigt sich bereits ein Kreislaufzusammenbruch an, der unmittelbares Handeln erfordert. Ohne jede Verzögerung soll sofort der Hausarzt, und wenn dieser nicht erreichbar ist, der Notarzt gerufen werden. Dem Notarzt sollte man den Weg erleichtern durch präzise Angaben, dadurch, daß man nachts überall Licht einschaltet und eventuell eine weitere Person auf die Straße schickt, um jede Zeitverzögerung zu vermeiden. Der Patient sollte auf keinen Fall allein gelassen werden: beengende Kleidungsstücke öffnen, den Oberkörper hochlagern, einen Schluck zu trinken geben und, wenn vorhanden, ein bis maximal zwei Nitrokapseln oder Hübe aus dem Nitrospray geben. Manche Menschen brauchen lange, bis sie sich selbst eingestehen, daß ein Infarkt im Anzug ist. Helfen Sie durch positives Eingehen auf die Beschwerden nach, diese Hemmschwelle zu überwinden.

Risikofaktor Nummer eins für den Herzinfarkt sind hohe Cholesterinwerte und für den Hirninfarkt ein hoher Blutdruck?

Bei beiden Erkrankungen ist – wie bei allen Gefäßkrankheiten – der Hauptrisikofaktor nach wie vor das Rauchen. An nächster Stelle finden sich beim Herzinfarkt erhöhte Cholesterinwerte. Aber auch der hohe Blutdruck ist für den Herzinfarkt ein ganz wesentlicher Risikofaktor. Der Hirninfarkt wird allerdings noch mehr durch den Bluthochdruck begünstigt, wobei aber auch hier die Konstellation der Cholesterinwerte, vor allen Dingen ein hohes LDL-Cholesterin beziehungsweise ein zu niedriges HDL-Cholesterin, eine wichtige Rolle spielt.

Spielt Streß eine Rolle beim Herzinfarkt?

Von der landläufigen Ansicht, daß Streß die Hauptursache für den Herzinfarkt ist, hat man doch allmählich Abstand genommen. Zweifellos gibt es Situationen, in denen der Streß eine Rolle spielt, so zum Beispiel bei Menschen, die einem hohen Leistungsdruck bei wenig Eigenverantwortung ausgesetzt sind. Das Fehlen der Kontrolle über die eigene Tätigkeit wird oft als sehr belastend empfunden. Man muß sich jedoch darüber im klaren sein, daß es kein Leben ohne Streß gibt. Entscheidend ist wohl eher, wie der tägliche Streß verarbeitet wird. Wird er über Verhaltensweisen verarbeitet, die selbst zum Risiko führen wie beispielsweise Rauchen, Alkohol, zu vieles Essen, Tabletten und dergleichen, dann ist zweifellos der Streß ein wichtiger Faktor auf dem Weg zu einem Infarkt. Kurz gesagt, wenn der Streß einen Lebensstil auslöst, der zur Bewältigung des täglichen Pensums an Belastungen und Frustration nicht ebenso viele Belohnungen enthält, dann ist das Infarktrisiko sicher größer.

Östrogene schützen die Frauen vor Herz- und Hirninfarkt. Aber nach den Wechseljahren, wenn der Körper die Produktion von Östrogenen einstellt, steigt das Infarktrisiko rapide an. Sollen Frauen während und nach den Wechseljahren mit Östrogenen substituiert werden?

Die Östrogensubstitution verringert das Herzinfarktrisiko deutlich. Andererseits erhöht sie aber auch das Risiko eines Endometrium-Karzinoms. Wird jetzt zur Östrogengabe ein Gestagen hinzugefügt, verringert sich das Risiko eines Endometrium-Karzinoms deutlich, reduziert sich aber andererseits die schützende Wirkung gegen einen Infarkt. Diese Frage läßt sich also nur nach eingehender Konsultation mit dem Frauenarzt endgültig beantworten. Auf der anderen Seite ist es ganz wichtig, daß Frauen auch die übliche Prävention nicht aus dem Auge verlieren: Bewegung und Ausdauertraining, das Normalgewicht halten und sich gesund ernähren; damit beugen sie gleichzeitig einem Bluthochdruck, dem Zucker, der Osteoporose und dem Schlaganfall vor.

Kann der HDL-Spiegel absinken, wenn eine Frau die Pille nimmt?

Das in der Pille enthaltene Östrogen führt zu einem Anstieg des HDL. Nur der Anteil des Gestagens, des Gelbkörperhormons, läßt das HDL geringfügig sinken. In Hinsicht auf das Infarktrisiko ist bei der Pille jedoch weniger der Einfluß auf die Lipide als vielmehr auf das Gerinnungssystem wichtig. Die Kombination Pille und Rauchen sollte nach dem 30., in jedem Falle aber nach dem 40. Lebensjahr vermieden werden.

Die niedrigdosierten Pillen mit 20 oder 30 Mikrogramm Östrogen sollen doch den Fettstoffwechsel oder die Blutgerinnung nicht mehr beeinflussen?

Niedrigdosierte, synthetische Östrogene sind wahrscheinlich ohne wesentlichen Einfluß auf den Stoffwechsel – etwas anders als bei den natürlichen Östrogenen. Auch wenn dadurch die Blutgerinnung weniger beeinträchtigt wird, ist dennoch die Kombination Pille und Rauchen ein Risiko, das altersabhängig steigt.

Wie wichtig ist das Abnehmen bei Übergewicht?

Übergewicht ist die wichtigste, weil häufigste Ursache von Fettstoffwechselstörungen und, zumindest theoretisch, die am besten korrigierbare. Bei Übergewichtigen führt die Normalisierung des Gewichtes zu einer drastischen Verringerung des schlechten Cholesterins, das heißt des LDL-Anteils, und damit zu einer deutlichen Verminderung des Infarktrisikos.

Bekommen die Infarktpatienten in Ihrer Klinik eine Diät?

Wir wollen hier nicht einer »Diät« das Wort reden, sondern einer Ernährungsumstellung, die den Fettanteil in der täglichen Nahrung verringert. Die hier gegebene Kost enthält etwa 30 Prozent der Kalorien in Form von Fett, entsprechend den Richtlinien der American Heart Association. Die meisten Patienten empfinden dies als Einschränkung, denn im Durchschnitt liegt der Verbrauch bei über 40 Prozent der täglichen Kalorienmenge.
Wichtig ist es, eine für den Infarktpatienten realistische Strategie zu entwickeln, damit ihn die Ernährungsumstellung nicht ein Leben lang belastet, sondern daß er das Gefühl bekommt, was er ißt, bekommt ihm gut, und daß er sich dabei besser fühlt.

Wie sieht diese Ernährungsumstellung aus?

Ein wesentlicher Aspekt ist, tierische Fette möglichst durch pflanzliche zu ersetzen (Ausnahme Kokos- beziehungsweise Palmfett), einfach ungesättigte Fette wie Olivenöl zum Kochen und für Salate zu verwenden, mehr Fisch als Fleisch zu essen und vor allen Dingen viel Gemüse und Obst. Im großen und ganzen sehen wir die Mittelmeerdiät als die Richtung, die wir unseren Patienten empfehlen wollen. Die meisten empfinden ja die italienische Küche als ausgesprochen wohlschmeckend.

Wenn jemand einen Infarkt überstanden hat, wie kann er dafür sorgen, daß er keinen Reinfarkt erleidet?

Dafür ist in erster Linie die Lebensweise verantwortlich: das richtige, das heißt optimale Gewicht halten, für einen normalen Blutdruck sorgen, den Cholesterinspiegel im optimalen Bereich halten, das heißt: ein Gesamtcholesterin von unter 200 mg/dl und die LDL-Werte unter 100 mg/dl, regelmäßige Bewegung, auf keinen Fall rauchen und regelmäßige Kontrolluntersuchungen. Zusätzlich zu diesen heute allgemein akzeptierten Änderungen der Lebensweise geben wir Medikamente, zum Beispiel Aspirin, Betablocker oder ACE-Hemmer, auch cholesterinsenkende Medikamente, die ebenfalls wirksam in der Verhinderung eines neuen Infarktes sind. Mit der Verordnung richten wir uns nach dem führenden Problem (Symptom) beim jeweiligen Patienten. Je besser die gesamte Palette aller krankmachenden Faktoren ausgeschaltet wird, desto erfolgreicher wird die Prophylaxe sein. Dennoch wird es nie eine hundertprozentige Sicherheit geben, so daß wir regelmäßige ärztliche Betreuung als eine ebenso wichtige Maßnahme ansehen.

Welche Rolle spielt Aspirin als Prophylaxe für einen Infarkt und einen Reinfarkt?

Als Erstprophylaxe für einen Infarkt ist Aspirin ein ausgesprochen umstrittenes Medikament, da niemand weiß, ab wann, wie lange und wieviel genommen werden soll. Man weiß auch nicht, ob man es noch einmal absetzen kann, so daß eigentlich keine der medizinischen Gesellschaften Aspirin zur Erstprophylaxe eines Infarktes empfiehlt. Ganz anders sieht es nach einem überstandenen Infarkt aus: Da sind kleine Dosen, 100 Milligramm pro Tag und sogar noch weniger, offenbar ausreichend, um über viele Jahre die Gefahr eines neuen Infarktes zu vermindern.

Wie gefährlich ist Vorhofflimmern?

Vorhofflimmern, eine häufige Rhythmusstörung, die hier in Bayern unter dem Namen »Herzkasperl« bekannt ist, führt häufiger zu einem Schlaganfall, da im Vorhof entstehende Gerinnsel bis in die Hirngefäße wandern können. Aus diesem Grunde wird die medikamentöse Behandlung empfohlen, wobei grundsätzlich zwei Medikamente, Marcumar® zur Verringerung der Blutgerinnung, und Aspirin® in Betracht kommen. Zwischen diesen Empfehlungen abzuwägen, ist Aufgabe des betreuenden Arztes.

Kann man sagen, daß jeder Mensch sich vor einem Infarkt schützen kann?

Uneingeschränkt ja! Wenn es gelingt, *alle* bekannten Risikofaktoren, – und die Betonung liegt hier auf alle! –, das heißt Rauchen, hoher Blutdruck, hohe Blutfettwerte, Bewegungsmangel, Diabetes und Übergewicht, auszuschalten, dann sinkt das Infarktrisiko auf ein Zehntel dessen, was im Grunde zu erwarten wäre. Eine Untersuchung durch den Arzt in Hinblick auf das persönliche Risiko kann dafür außerordentlich aufschlußreich sein; einige gezielte Fragen, Blutdruckmessung, Gewichtskontrolle, Bestimmung der Serumlipide lassen es zu, die Gefährdung verhältnismäßig genau einzugrenzen und entsprechende gezielte, vernünftige Vorschläge zu machen. Infarktvorbeugung ist heute keine Utopie mehr, sondern Realität, deren Möglichkeit noch viel zuwenig in Anspruch genommen wird.

Herr Professor Mathes, vielen Dank für das Gespräch.

Ihr persönliches Fitneß-Programm

Ob alt oder jung, körperliche Bewegung ist sehr wichtig, um sich vor Herzinfarkt und Schlaganfall zu schützen. Und wer so ein lebensbedrohliches Ereignis überlebt hat, wird anschließend sowieso zu Sport und körperlicher Bewegung angehalten. Denn das Herz-Kreislauf-System ist bei Gesunden und bei Herzkranken entsprechend seiner Belastbarkeit trainierbar. Der Effekt eines Trainings bewirkt eine ökonomischere Herz-Kreislauf-Tätigkeit und eine Reduktion des Sauerstoffbedarfs des Herzens bei gleicher Belastungsstufe. Als Trainingsminimum raten die Mediziner zu dreimal 30 Minuten pro Woche, und zwar in Form eines Ausdauertrainings, bei dem alle Muskelgruppen beansprucht werden.

Wie wir inzwischen wissen, essen wir zu fett, zu salzig und bewegen uns zuwenig. Damit wird die Gefahr immer größer, daß der Blutdruck steigt und das Gewicht zunimmt. Alkohol in unvernünftigen Mengen und Nikotin sind weitere Risikofaktoren. Die Folgen: Herz-Kreislauf-Erkrankungen und ein gesteigertes Risiko, an einem Herzinfarkt oder Schlaganfall zu erkranken.

»Gesund fürs Herz«-Heimtraining

Menschen mit Herzproblemen wird dringlich geraten, mit bestimmten Fitneßübungen die körperliche Belastbarkeit und damit ihr allgemeines Wohlbefinden zu verbessern. So erstellte beispielsweise die Firma Minden Pharma in Zusammenarbeit mit der Deutschen Gesellschaft für Prävention und Rehabilitation von Herz-Kreislauf-Erkrankungen e.V. das Trainingsprogramm »Gesund fürs Herz«. Dieses Programm eignet sich nicht nur für Menschen mit koronarer Herzkrankheit oder diejenigen, die einen Herzinfarkt oder eine Herzoperation überstanden haben, sondern auch für alle, die mit einigen Minuten gesunder Gymnastik vorsorglich an ihr Herz, ihren Kreislauf und ihr Gehirn denken. Probieren Sie es doch einfach mal aus!

Übung 1: Dehnung der vorderen Brust- und Schultermuskulatur

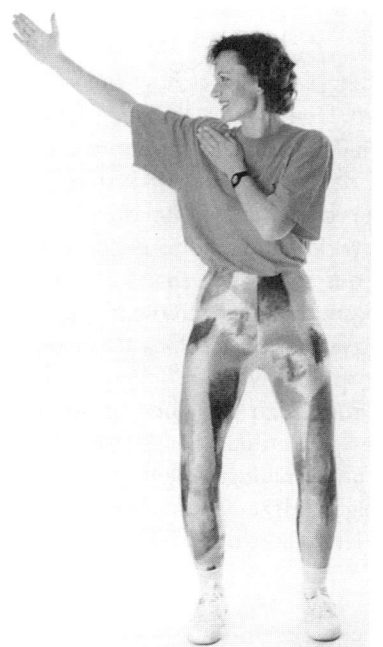

Ausgangsstellung: Stabiler, hüftbreiter Stand; Arm seitlich nach oben in die Diagonale heben.
Übung: Den diagonal ausgestreckten Arm nach hinten dehnen und dabei mit der anderen Hand die Dehnung der Brustmuskulatur spüren.
Der Körper bleibt dabei im Hüftbereich stabil.
Wiederholen Sie diese Übung mehrfach für beide Seiten.

Übung 2: Beweglichmachen der Brustwirbelsäule

Ausgangsstellung: Stabiler, hüftbreiter Stand mit leicht gebeugten
Knien. Die Arme leicht anwinkeln
und in Schulterhöhe halten.
Übung: Drehen Sie Kopf, Schulter-
gürtel und Oberkörper seitwärts,
während die Hüfte stabil bleibt.
Achten Sie darauf, die Schultern
dabei nicht hochzuziehen, sondern
sie locker hängen zu lassen.

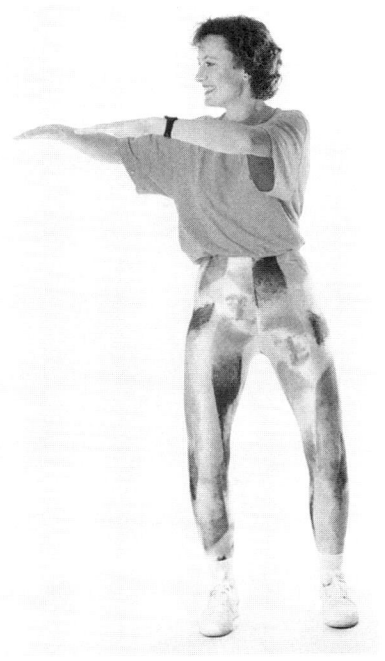

Übung 3: Dehnung der seitlichen Rumpfmuskulatur

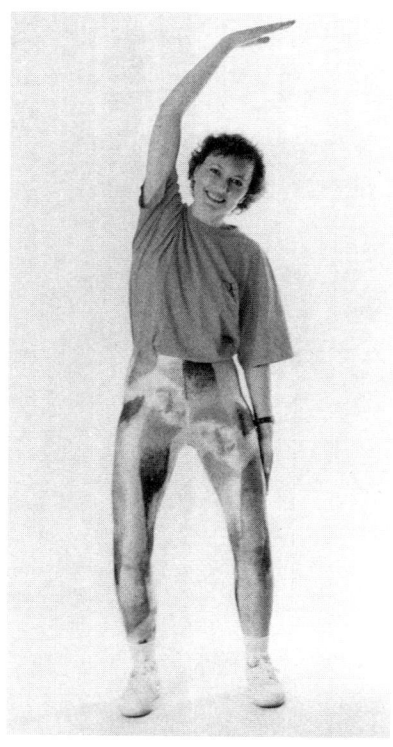

Ausgangsstellung: Stabiler, hüftbreiter Stand mit leicht gebeugten Knien.

Übung: Arm zunächst gestreckt nach oben führen, danach den Oberkörper leicht zur Seite beugen. Achten Sie darauf, den Arm eher nach oben als zur Seite zu strecken. Die Dehnung sollte angenehm, Ihre Atmung gleichmäßig bleiben. Wiederholen Sie diese Übung mehrere Male mit jeweils dem linken oder rechten Arm.

4. Übung: Dehnung der seitlichen Nacken- und Halsmuskulatur

Ausgangsstellung: Setzen Sie sich aufrecht mit leicht gegrätschten Beinen auf einen Stuhl.
Übung: Nun beugen Sie den Kopf leicht zur Schulter und streichen mit der gegenüberliegenden Hand die gedehnte seitliche Muskulatur Ihres Halses. Ziehen Sie dabei Ihr Kinn leicht zurück, und strecken Sie den Nacken.

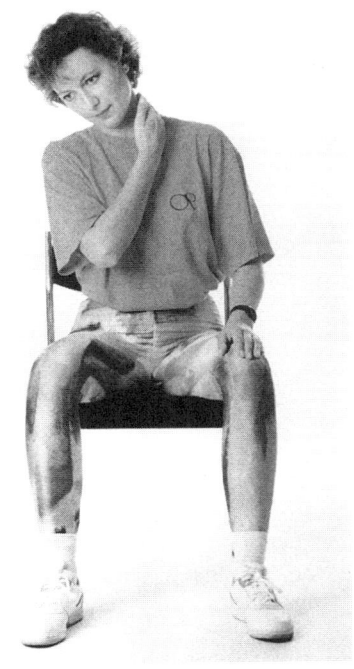

Übung 5: Dehnung der hinteren Beinmuskulatur

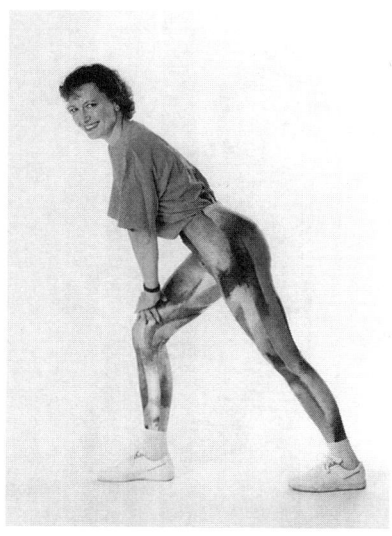

Ausgangsstellung: Mit dem rechten (oder linken) Bein einen Schritt vorwärts machen, die Fußspitzen zeigen nach vorn.

Übung: Nun beugen Sie das vordere Bein so weit, bis Sie in Oberschenkel und Wade des gestreckten hinteren Beines eine angenehme Dehnung wahrnehmen. Als zusätzliche Hilfe können Sie Ihre Hände auf dem Oberschenkel abstützen. Dann das Bein wechseln. Machen Sie diese Übung immer wieder zwischendurch, denn die rückseitige Beinmuskulatur neigt zu Verkürzungen, besonders bei Frauen, die gerne hohe Absätze tragen.

Übung 6: Dehnung der Muskulatur der Beinrückseite

Ausgangsstellung: Die gleiche Schritt-
stellung wie bei Übung 5.
Übung: Nun beugen Sie Ihr Standbein (hinteres Bein) leicht sowie den
Oberkörper etwas nach vorn, bis Sie
im hinteren Oberschenkel des gestreckten (hinteren Beines) eine angenehme Dehnung spüren. Wenn Sie
nun auch noch die Fußspitze des
nach vorn gestellten Beines nach
oben ziehen, wird zusätzlich dessen
Wadenmuskulatur gedehnt. Wechseln Sie anschließend das Standbein,
und achten Sie darauf, die Bewegungen nicht ruckartig zu machen.

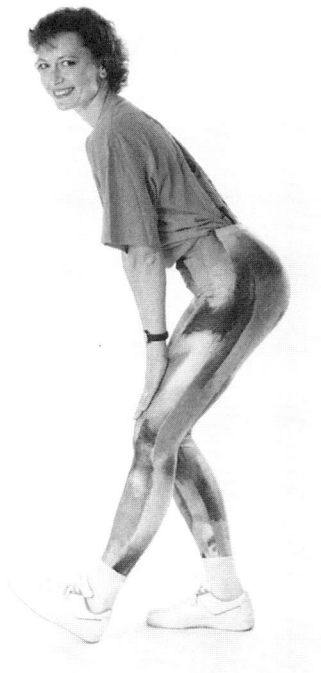

Übung 7: Dehnung der Oberschenkelvorderseite

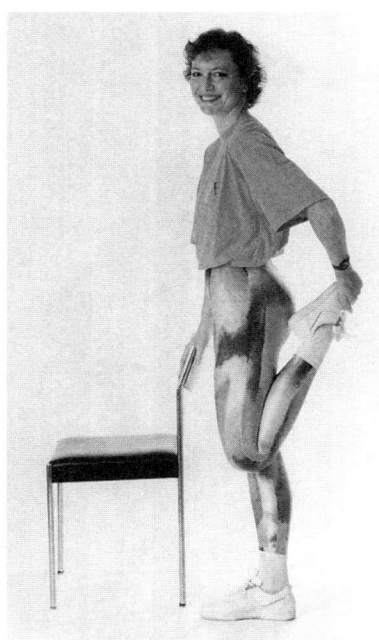

Ausgangsstellung: Stellen Sie sich auf ein Bein, und stützen Sie sich beispielsweise auf eine Stuhllehne. Übung: Knicken Sie das andere Bein rückwärts nach oben, umfassen Sie dessen Fußspann und ziehen Sie den Fuß zum Gesäß. Achten Sie darauf, daß die Knie möglichst auf derselben Höhe bleiben, ziehen Sie also nur den Unterschenkel nach oben, der Oberschenkel bleibt gerade. Ihr Rücken sollte ebenfalls gerade bleiben, machen Sie kein »Hohlkreuz«. Wenn es Ihnen nicht möglich ist, den Fußspann zu erfassen, dürfen Sie sich als Alternative mit dem Hosenbein begnügen.

Übung 8: Kräftigung der geraden Bauchmuskulatur

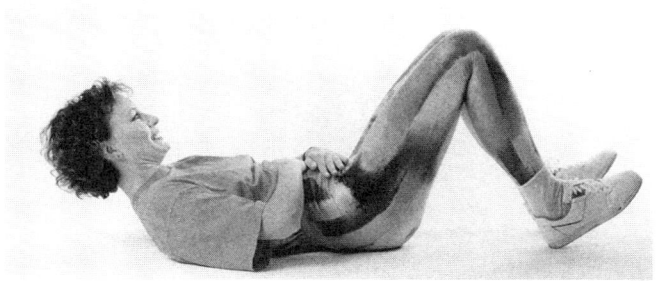

Ausgangsstellung: Legen Sie sich auf den Rücken, und winkeln Sie die Beine an, die Fersen gegen den Boden gestemmt.

Übung: Nun schieben Sie die parallel gestreckten Arme seitlich an den Knien vorbei schräg nach vorn und heben dabei Kopf, Schultern und Oberkörper langsam an.

Für Anfänger ist diese Übung nicht einfach. Heben Sie deswegen den Oberkörper nur so weit an, bis Sie die Spannung in der Bauchmuskulatur spüren. Steigern Sie die Zahl der Wiederholungen allmählich.

Wenn Sie sich aufrichten, atmen Sie aus, beim Hinlegen atmen Sie tief ein.

Übung 9: Kräftigung der Rücken-, Bein- und Gesäßmuskulatur

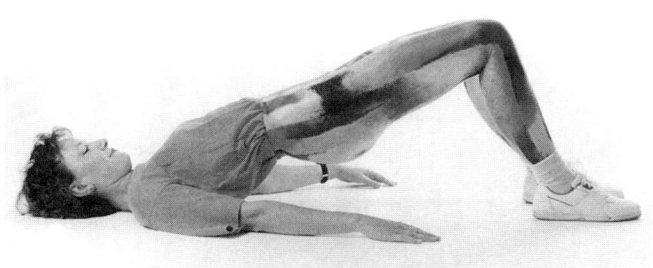

Ausgangsstellung: Bleiben Sie in Rückenlage, die Beine angezogen und aufgestellt; die Füße stehen mit der gesamten Sohle auf dem Boden. Die Arme liegen seitlich neben dem Körper.
Übung: Nun heben Sie ganz langsam, Wirbel für Wirbel, und am Po beginnend Ihr Becken an. Machen Sie diese Übung sehr langsam, und konzentrieren Sie sich auf jeden einzelnen Wirbelkörper. Achten Sie auch gleichzeitig auf eine regelmäßige Atmung.
Die »Idealausführung« sehen Sie auf der Abbildung. Sie sollte sehr behutsam erarbeitet werden.

Ideal wäre, wenn Sie diese Übungen (die es auch auf Videokassette gibt) in Ihr Tagesprogramm einbauen könnten, um sie regelmäßig, aber ohne sich zu überlasten, durchzuführen. Ein regelmäßiges Gymnastikprogramm verbessert einerseits die Voraussetzungen zur Durchführung eines Ausdauertrainings und trägt auf diese Weise zur Entlastung der Herzarbeit bei. Andererseits erhalten beziehungsweise verbessern gezielte Kräftigungs-, Dehnungs- und Lockerungsübungen die Funktionsfähigkeit unseres Stütz- und Bewegungsapparates und bieten dadurch einen relativ guten Schutz vor Überforderung im Alltagsleben.
Wie sehr Sie sich bei Herzproblemen sportlich betätigen können und dürfen, muß Ihr Arzt entscheiden. Sie sollten sich nicht zu einer Sportart zwingen und auch keinen falschen Ehrgeiz entwickeln, sondern Spaß an der körperlichen Bewegung und am Sport empfinden.

Spaß an gesundem Essen

Sowohl einem Herzinfarkt als auch einem Schlaganfall, ausgelöst durch eine Gefäßverengung beziehungsweise einen Gefäßverschluß, können Sie vorbeugen, wenn Sie sich »bewußt« ernähren. Im Normalfall, das heißt, wenn Sie weder Diabetes noch starkes Übergewicht, noch einen extrem hohen Cholesterinspiegel oder Bluthochdruck haben und Ihnen der Arzt sowieso eine strenge Diät verordnet hat, schalten Sie mit ein paar Kenntnissen über richtige Ernährung zahlreiche Risiken aus.

Das Wort »Diät« verbinden viele unbewußt mit Verzicht und mit unangenehmen Dingen. Dabei geht es nicht um Verzicht, sondern um eine Ernährungsumstellung! Deswegen werden Sie nun auch nicht dazu »verdonnert«, nach bestimmten Rezepten zu kochen und ständig die Kalorien Ihrer Mahlzeiten zu zählen. Nein, das Essen soll Ihnen Spaß machen und schmecken. Beziehen Sie aber ein paar Tips und Regeln in Ihren täglichen Speiseplan ein:

- Überflüssiges Fettgewebe belastet die Stoffwechselvorgänge. Achten Sie also auf Ihr Normalgewicht (siehe Seite 51).
- Essen Sie wenig Fett und fettreiche Speisen. Sichtbares Fett kann man leicht vermeiden, übersehen Sie dabei aber nicht die vielen »versteckten Fette« in Wurst, Käse, Mehl- und Süßspeisen. Der prozentuale Fettanteil Ihrer täglichen Ernährung sollte unter 30 Prozent liegen.
- Sogenannte »gesättigte Fettsäuren« haben einen besonders ungünstigen Einfluß auf den Cholesterinspiegel. Sie kommen in tierischen Fetten vor (Fleisch, Wurst, Käse, Milch, Eier, Schmalz). Gehen Sie damit sparsam um.
- Den günstigsten Einfluß auf den Cholesterinspiegel haben die »mehrfach ungesättigten Fettsäuren«. Dabei handelt es sich um Pflanzenfette (Sonnenblumen-, Distel-, Saflor-, Lein- und Maiskeimöl). Einzige Ausnahmen – und deswegen Finger weg! – sind Kokos- oder Palmöl sowie Kakaofett und -öl.
- Ebenfalls gesund sind »einfach ungesättigte Fettsäuren«, wie sie das Olivenöl enthält. Erinnern Sie sich an die empfohlene Mittelmeerdiät! Verwenden Sie italienische Spaghetti aus Hartweizengrieß und nicht unsere vielgepriesenen »Eierteigwaren«. Letztere enthalten nämlich sowohl Fett als auch Cholesterin.
- Essen Sie zwei bis drei Fischmahlzeiten pro Woche, und zwar besser Seefisch als Süßwasserfisch (kein Aal!). Bereiten Sie den Fisch selbst zu,

gegrillt, gedünstet, pochiert, blau oder in Folie. Verzichten Sie auf vorpanierte Fischstäbchen.

- Essen Sie nicht jeden Tag Fleisch.
- Essen Sie viel Gemüse (Ausnahme Avocados), Salat und Obst.
- Ziehen Sie schwarzes Brot allen »weißen« Brotsorten vor.
- Gehen Sie sehr sparsam mit Schokolade und Süßigkeiten um. Alle sind wahre Kalorienbomben, meistens fettreich und cholesterinhaltig.
- Wer süße Nachspeisen liebt: Fruchtpudding, Milchpudding aus fettarmer Milch, Frucht- und Wassereis sowie stark entölter Kakao sind erlaubt.
- Wer lieber Käse zum Nachtisch hat: Steigen Sie um auf Käsesorten mit einem Fettanteil bis zu 30 Prozent Fett i.Tr. Erlaubt sind außerdem fettarme Milch und Milchprodukte (1,5 Prozent), Buttermilch, Magerquark, Hüttenkäse und Schichtkäse.
- Sie müssen nicht total auf Fleisch verzichten. Essen Sie aber eher helles Fleisch (Kalb, Geflügel, nicht aber fette Ente oder Gans) als dunkles Fleisch (Rind) und keine Innereien, die sehr cholesterinhaltig sind.
- Wer einen hohen Cholesterinspiegel hat, sollte auch auf Kaviar, Krusten- und Schalentiere (Austern, Hummer, Krabben) verzichten.
- Ersetzen Sie möglichst viel Salz (und wenn, dann nur jodiertes Speisesalz!) durch Gewürze und Kräuter.
- Alkohol hat viele Kalorien (vor allem zuckerhaltige »Liköre« und ähnliches) und erhöht die Triglyceride. Deshalb Alkohol nur in geringen Mengen. Trinken Sie »harte« Sachen wie Schnaps, Whiskey oder Cognac nur in Ausnahmefällen und sehr eingeschränkt.
- Gleichen Sie ein Festtagsmenü nicht mit dem »Verdauungsschnaps« aus, sondern mit Bewegung an der frischen Luft. Die macht Ihren Kopf schnell wieder klar.

Literatur

Alstaedter, R.: »Aspirin – ein Jahrhundertpharmakon«, Bayer AG 1983

Diener, Hans-Christoph: »Klinik und Therapie zentraler Durchblutungsstörungen«, Weinheim 1993

Halhuber, Carola u. Max: »Sprechstunde: Herzinfarkt«, München 1985

Heister, Rolf: »Herz und Kreislauf in der Postmenopause«, Berlin 1991

Höffler, Dietrich: »Hypertonie – Diagnostik – Klinik – Therapie«, Basel 1986

Hopf, R., H.-J. Becker, M. Kaltenbach: »Bewegungstherapie für Herzkranke«, Frankfurt 1989

Klaus, Dieter, Rolf Unsorg: »Richtige Ernährung und Lebensführung bei Bluthochdruck«, Niederhausen 1991

Krämer, Günter: »Dem Schlaganfall vorbeugen«, Stuttgart 1993

Lauritzen, C.: »Menopause – Hormonsubstitution heute«, Bd. 5, München 1992

Lohmann, Friedrich Wilhelm (Hrsg.): »Fragen und Antworten zur Hypertonie«, Frankfurt 1992

Mathes, Peter: »Ratgeber Herzinfarkt«, München 1991

»Megastar Aspirin – eine unendliche Geschichte«, Research, Nr. 6, Leverkusen 1992

Pschyrembel, Klinisches Wörterbuch, 257. Aufl., Berlin 1994

Rosenthal, Julius (Hrsg.): »Arterielle Hypertonie«, Berlin 1980

Schrör, Karsten: »Acetylsalicylsäure«, Stuttgart 1992

Vollmer, Helga: »Cholesterin, das unterschätzte Risiko«, 4. Aufl., Baierbrunn 1993

Vollmer, Helga: »Die Jahre zählen nicht«, München 1993

Vollmer, Helga: »Jungbrunnen Hormone«, München 1992

Wassenberg, Rainer: »Das Blut«, Landsberg 1983

»Wenn Herz und Hirn betroffen sind«, Research, Nr. 6, Leverkusen 1992

Ratgeber von Helga Vollmer

Die Schilddrüse, das launische Organ
Funktionen kennen – Störungen vorbeugen –
Erkrankungen heilen
144 Seiten. Pbck. ISBN 3-431-03350-4.

Dieses Buch erklärt, wie die gesunde Schilddrüse funktioniert, wie sich
Schilddrüsenerkrankungen äußern und welche Therapiemöglichkeiten
erfolgversprechend sind. Außerdem gibt es Ratschläge, was der einzelne selber tun kann, um die Funktion seiner Schilddrüse stabil zu
halten. Besonders hilfreich ist der im Buch abgedruckte Fragebogen,
mit dessen Hilfe ein persönlicher Schilddrüsen-Check durchgeführt
werden kann.

Jungbrunnen Hormone
Wie sie wirken, was sie bewirken.
136 Seiten mit zahlr. Abb. Pbck. ISBN 3-431-03223-0.

Gerade für die Zeit um die Wechseljahre (beim Mann wie bei der Frau)
und für die vielen Jahre danach sind die sogenannten „Geschlechtshormone" ein wahrer „Jungbrunnen". Sie regulieren Potenz und Libido,
schützen die Knochen vor dem Poröswerden (Osteoporose), die
Frauen vor Schlaganfall und Infarkt, beugen Wechseljahrbeschwerden
vor, verhindern Depressionen und schützen vor bestimmten Krebsarten.

Die Jahre zählen nicht
Mein Alter bestimme ich selbst.
160 Seiten. Pbck. ISBN 3-431-03251-6.

Wie schnell – oder langsam – wir sichtbar körperlich und spürbar
geistig altern, können wir zu einem nicht unerheblichen Teil selbst
steuern: durch richtige Ernährung, körperliche Fitneß, „Gehirn-
jogging"; indem wir altersbedingte Probleme in den Griff bekommen
und bestimmten Krankheiten aus dem Weg gehen; mit optimaler Haut-
und Körperpflege sowie Tips zu Erhaltung des jugendlichen
Aussehens und des körperlichen Wohlbefindens.

Ratgeber Ehrenwirth